JN121055

不安や緊張が
期待に変わる！

研修医
1年目の
教科書

［編集代表］
長崎一哉
筑波大学附属病院 水戸地域医療教育センター／
水戸協同病院総合診療科

［編集］
橋本恵太郎
水戸協同病院総合診療科

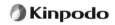

編集代表

長崎一哉　　　　　　　筑波大学附属病院水戸地域医療教育センター／
　　　　　　　　　　　水戸協同病院総合診療科

編集

橋本恵太郎　　　　　　水戸協同病院総合診療科

執筆者一覧（五十音順）

小杉俊介　　　　　　　飯塚病院総合診療科

徳増一樹　　　　　　　岡山大学病院総合内科・総合診療科

長崎一哉　　　　　　　筑波大学附属病院水戸地域医療教育センター／
　　　　　　　　　　　水戸協同病院総合診療科

西澤俊紀　　　　　　　聖路加国際病院一般内科

野木真将　　　　　　　クイーンズメディカルセンター
　　　　　　　　　　　ホスピタリスト部門

橋本恵太郎　　　　　　水戸協同病院総合診療科

畑 拓磨　　　　　　　県北医療センター高萩協同病院内科

松尾貴公　　　　　　　MD アンダーソンがんセンター感染症科

序　文

　研修医向けの書籍には、優れたものがたくさんあります。毎年新しい書籍が次々と出版され、関連書籍は増え続けています。私も例外なく研修医時代には多くの参考書を購入しました。それは輸液の本であり、抗菌薬の本であり、心電図の本でした。それ以外にも、研修ローテーションに合わせて関連書籍を買い求めました。実際にこれらの書籍は研修の中で大いに役立ち、私の指導医たちであったと言っても過言ではありません。

　しかし、私が探しても見つからなかった本があります。それは「研修医とは何か」「研修医には何が求められるのか」「研修医とは何をする仕事なのか」を説明するものです。端的に言えば、研修生活の総論的な書籍です。現実には、それらのトピックは、研修病院のオリエンテーションで語られ、普段の指導の中で指導医たちから語られました。もちろんそれらは大いに参考になりましたが、部分部分で語られたため、全体像が不明確な印象がありました。

　探してみると、研修医の総論的なトピックを扱った書籍はいくつか出版されています。改めてそれらの書籍を読んでみましたが、今指導医として働く私の目線からしても、研修に大いに役立つだろうと思うものは多かったです。しかし、それらの本は出版されてから 5 年、10 年と経っています。実のところ研修医のあり方は、ここ数年で大きく変化しています。その変化がこれらの書籍では捉えられていません。ここ数年で臨床研修制度の改訂、専門医制度の改革、そして働き方改革が起こり、私が研修医であったたかだか 10 年ほど前と比べても、研修医の生活は大きく様変わりしています。

　本書は、これらの近年の変化を踏まえ、研修医に向けた研修生活のオリエンテーションを目的としたものです。特にこだわったポイントは、研修医を「学習者」「医療従事者」「労働者」という 3 つの側面から捉えるというコンセプトです。研修医は経験し、学ぶべき存在でありながら、患者の診療に直接的に貢献し、かつ労働者としての適切なあり方が求められます。言葉にするのは簡単ですが、実践はとても困難です。この複雑な立場にある研修医に、本書がよいガイドを提供することを切に願っています。

　第 1 章では、臨床研修制度そのものについて、そして研修医という存在について

総論的に説明します。皆さんは研修制度がどういうものであり、どのようにすれば修了できるかご存知でしょうか。第 2 章では学習者として研修生活の中でどのように成長していくか、病歴や身体所見はもちろん EBM の活用まで幅広く解説します。皆さんにとって馴染みのあるトピックが並んでいるはずです。第 3 章では、医療従事者として、研修医が患者の診療にどのように貢献していけば良いかを解説します。個人的には最も重要な章だと思っています。なぜなら、優れた医師になるには、医療従事者としての十分な経験を積むことが不可欠だと考えているからです。第 4 章では、近年の働き方改革を踏まえながら、労働者としての研修医の良いあり方について解説します。2024 年からの働き方改革の開始に向けて多くの研修病院で研修医の働き方についてのオリエンテーションが組まれているでしょう。悩むところがあれば、本書を紐解いてください。第 5 章では、日常の研修を越えてさらなる成長を望む研修医に向けて、いくつかの話題を提供しました。新たなチャレンジの後押しになれば大変嬉しく思います。

　本書の執筆においては、多くの医学生や研修医の教育をともに行ってきた橋本恵太郎先生と全体の構成を考え、それぞれ 3 分の 1 ずつ執筆しました。よって、本書の内容には、私たちが在籍する水戸協同病院での研修や指導の日々が反映されています。水戸協同病院で私たちが出会った指導医と研修医の皆様のおかげでこの本が執筆できたものと考えています。特に総合診療科部長である小林裕幸先生には長年にわたって「よき研修」「よき指導」をめぐって意義深いアドバイスをいただきました。この場を借りて感謝申し上げます。さらに、本書では、日本チーフレジデント協会の仲間たちにそれぞれの得意分野の執筆を依頼しました。みな、研修医の側で働く若手指導医であり、研修医が役立てることができる内容となっていると思います。

　本書は研修生活が始まり、緊張と不安の中にいる「1 年目の初期研修医」に向けて執筆しました。もちろん、臨床実習の中にいる医学生にも参考になる内容はあるはずです。さらに、研修指導を行う指導医の皆さまにとっても役立つことになれば幸いです。本書が現場で悩む研修医たちの一助になればそれほど嬉しいことはありません。研修医の皆様が素晴らしい 2 年間を過ごせますよう、心からお祈り申し上げます。

執筆者を代表して　　長崎一哉

目　次

第3章　研修医は医療従事者　73

第5章　研修医のための"背伸び"の仕方　　145

第 **1** 章

研修医とは？

1-1 研修医とは何なのか？

ポイント

・研修医は「学習者」「医療従事者」「労働者」の 3 つの役割を持つ.
・役割の相互のバランスを保つことが良い研修生活につながる.
・研修医の目指すべきは，「基本的な能力のある医師」と「自分のなりたい医師」になることである.

1 研修医になるということ

　研修医からあなたの医師キャリアが始まります. 医師になることはある人にとっては子供の時からの夢や目標であり，それに向かって精一杯努力されてきたことと思います. 医学部に入学すること，医学部を卒業すること，国家試験を合格すること，その一つ一つの過程には大変な困難を要したことでしょう. まずはこの新しいスタートラインに立てたことを誇らしく思ってください.

　ただ，研修医としては働くことは簡単ではありません. 研修に向けて，十分な準備はできているでしょうか. 研修医になって病棟に配属されると研修医には以下のような仕事が待っています.

・発熱のある患者を評価するために，問診と身体診察に加え，胸部レントゲン検査と尿検査・尿培養の指示を電子カルテから依頼し，採血検査と血液培養検査を自身で実施する.
・心不全の症状が改善していないため，尿量や体重の推移を再確認し，利尿薬の用量変更について循環器内科医にコンサルトする.
・退院が可能である旨を患者に伝えたのち，家族に電話をかけて退院日とフォローの外来日を決定し，退院時処方を出し，退院サマリーを作成する.

これらは研修医のごく日常的な業務ではありますが，初めはうまくできないでしょう．もしかするとできないことばかりで驚くかもしれません．でも，大丈夫です．研修医になってから少しずつ学んでいけばいいのです．知識，技能，態度，そのすべてを研修の中で培っていきましょう．指導医，先輩研修医，そして看護師などの他職種の皆さんがあなたを温かく支援してくれるはずです．

　一方で，研修医はもう医学生ではありません．診療チームの一員としての責任が発生します．あなたが出す指示は患者に直接的に影響するようになります．一つのエラーが重大な結果につながることもありえます．さらに，労働者として社会の中で自立した存在だとみなされます．慣れない環境の中で，労働者としての責務を果たし続けるのは決して楽なことではありません．研修医の勤務は比較的忙しいものであり，体調の面で不安を感じる人も少なくないでしょう．

　それでは，より良い研修生活を行うためにはどのようにすれば良いでしょうか．

▌ 2 研修医の3つの役割

　私は研修医には3つの役割があると思っています．その3つとは，**学習者，医療従事者，労働者**です（**図1**）．医学生までは学習者の役割だけでしたが，医療従事者と労働者という新たな役割が加わります．医療従事者と労働者としての振る舞い方は見様見真似でしょうが，押さえるべきポイントは少なくありません．また，学習者としても医学生と研修医の学び方にはかなりの相違点があります．本書ではこの3つの役割に沿って解説を進めていきます．

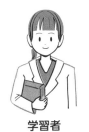
学習者
学び，成長する

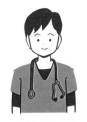
医療従事者
医療業務に従事し，実践する

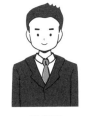
労働者
労働力を提供し，対価を得る

図1　研修医の3つの役割

さらに，これらの役割はお互いに相反することがあります．ある役割に重きを置きすぎると，以下のように，他の役割に悪影響を及ぼすことがあります．

・発熱患者の対応について教科書を読み，先輩研修医からアドバイスを受けていたが，患者のワークアップの開始が遅れ，抗菌薬の投与まで時間がかかってしまった．
・18 時までに帰宅するように言われ急いで処方の変更をオーダーしたが，患者にその変更を伝え忘れてしまい，投薬時に患者からクレームがあった．
・夕方の指導医とのカンファレンス中に，本当は質問したいことがあったが，終業時間が近づいていたため，質問をするのをやめてしまった．

どれも解決策は悩ましいですが，実際に起こりえることかと思います．研修医の過ごし方の一つのポイントはこれらの**役割のバランスを保つ**よう意識することです．

▌ 3 研修医は何を目指すのか

これらの役割を経て，研修医は一体何になることを目指すべきでしょうか．目指すべき方向には大きく分けて 2 つあると思っています．一つは**「基本的な診療能力のある医師」**になることです．臨床研修の理念そのものでもありますが，日本の臨床研修の目標は専門性を獲得することではなく，総合的な臨床能力を獲得することです．よりシンプルにいえば，「調子が悪い患者がいた時に，その診察ができるか」ということです．そのためには幅広い知識やスキルが必要となり，プロフェッショナルとして成熟する必要があります．これは研修医の大きな目標の一つです．

もう一つは，**「自分がなりたい医師」**になる準備をすることです．基本的な診療能力の獲得はあなたの医師キャリアのゴールではないはずです．むしろそれは医師キャリアの基盤であり，そこからどうなっていくかはあなた次第です．今，医師のキャリアには幅広い選択肢があります．臨床医としての専門性や働き方だけでも千差万別ですし，臨床医以外の働き方もあります．どのキャリアを選ぶにしても，早い段階からその種を蒔いておくことをお勧

めします．臨床研修とはキャリアの初期段階の方向性を見つける時期でもあります．

┃ 4 さいごに

研修医は医師としてのスタートであり，今後の医師キャリアの基盤となる大切な時期です．学習者，医療従事者，労働者の3つの役割を意識しながら，良い研修生活をお過ごしください．本書が皆さんの研修を少しでも充実したものになることをお手伝いできれば嬉しく思います．

（長崎 一哉）

1-2　臨床研修制度って何？

> **ポイント**
> ・新医師臨床研修制度では基本的診療能力を身につけることが基本理念とされ，労働者としての身分が保障された．
> ・研修制度は 5 年ごとに見直され，2020 年度に大改訂があった．
> ・2020 年度の見直しでは，必修診療科の増加，外来研修の開始，評価方法の標準化・簡素化などが行われた．

　臨床研修に従事する者のことを「研修医」と呼びます．その臨床研修制度がどのようなものであるかを知ることは，研修生活を過ごす上で重要です．特に 2020 年度の研修制度の見直しで何が変更されたかはぜひ理解しておいてください．

1　臨床研修制度の歴史

　日本の臨床研修は医学教育の質向上のため，インターン制度として 1946 年に始まりました[1]．医師国家試験も同時期に始まっています．しかし，この初期のインターンは身分が不安定で，給与もなく，指導体制も不十分でした．1960 年代後半には，インターン制度への抗議運動（いわゆる「インターン闘争」）が行われました．結果として 1968 年にインターン制度は廃止され，それに代わるものとして，同年から新しい臨床研修制度が導入されました．この制度では，医師免許取得後に 2 年間は臨床研修を行うことになり，現在の形に近づきました．教育の質は改善し，手当も支払われるようになりましたが，この研修は努力義務にとどまり，依然として研修医の身分は不安定でした．なぜ労働環境や身分に問題があったかというと，研修医は労働基準法が定める「労働者」であると認識されておらず，教育を受ける立場の「研修生」という立場でした．よって，法定労働時間や休日，時間外労働の割増賃金，労災などの権利がなく，社会的には弱い立場でした（最高裁は 2005 年に初めて研修医は「労働者である」との判決を出します）．さらに，それ

までの教育は専門科でのストレート研修が一般的であり，特定の疾患しか対応できないことが問題となっていました．

これらの問題を受けて，2004年に現行の**新医師臨床研修制度**による臨床研修が必修化されました．そして，診療に従事しようとする医師は指定された病院において臨床研修を受けなければいけないと医師法で定められました（医師法十六条の二）．その中では，**基本的診療能力を身につけることを基本理念とする**ことが初めて規定されました．また，**労働者としての身分の保証**がされ，アルバイトなどが禁止されました．

2 新医師臨床研修制度

臨床研修は主に2年間の課程からなり，臨床研修の到達目標は，**「臨床研修の到達目標」**として明示されました[2)]．その目標は医療人として必要な基本姿勢・態度としての**「行動目標」**と，経験すべき症候や疾患・病態や特定の臨床現場などの**「経験目標」**に分けて記載されています．また，この目標を達成するために臨床研修の特徴である**「スーパーローテーション」**が開始されました．具体的には，基本研修科目として内科（6ヶ月以上が望ましい），外科，救急科（麻酔科を含む）が3ヶ月以上，そして必修研修科目として小児科，産婦人科，精神科，地域保健・医療を1ヶ月以上経験することが必修となりました．

その後，**5年ごとに研修制度の見直し**が行われています．2010年度の見直しでは，研修プログラムの弾力化が行われました．その中では，必修科が内科，救急，地域医療の3つのみとなり，選択必修として外科，麻酔科，小児科，産婦人科，精神科のうち2科目を選択することとなりました．この改訂により，選択可能な研修期間が最大8ヶ月から12ヶ月に延長し，研修プログラムの自由度が上がりました．一方で，2015年の改訂は研修医目線では大きな変更はありませんでした．

しかし，2020年度には研修制度の大規模な見直しが行われました．皆さんの研修に大いに関わる重要な変更があるので，ぜひここで押さえておきましょう．

3 2020年度の見直しで何が変わったか

　今回の見直しでの大きなテーマは，**卒前・卒後の一貫した医師養成と到達目標の見直し**です．それに合わせて研修内容の変更が行われています．

　卒後の一貫した医師養成については，医学生の到達目標である医学教育モデル・コア・カリキュラムと臨床研修の到達目標との整合性が見直されました．さらに，それ以前の「臨床研修の到達目標」では目標しか書いておらず（例：指導医や専門医に適切なタイミングでコンサルテーションができる），それをどのような研修を行うこと（方略）で達成し，どのように評価するかは定められていませんでした．今回の改訂で，目標，方略，評価の3つに新しく整理されました[3]．目標は「医師としての基本的な価値観」「資質・能力」「基本的診療業務」の3項目に新たに分類されました（第2章2-2「研修の目標って何？」／→p.26）．これらに関係し，研修医目線では以下のように研修内容（方略）や評価方法が変化しています．

1）必修診療科が7科目へ増加

　まず，必修診療科が7科目に増加したことは研修医にとって最も大きい変更だったと思います（**図2**）．一般的な診療において頻繁に関わる負傷や疾病に適切に対応できるように，以前の内科，地域医療，救急科に加えて，外科，小児科，産婦人科，精神科の4科が新たに必修化されました．研修期間としては4週以上が必須で，8週以上が望ましいとされています．後述する一般外来研修の必修科と合わせると，見直し前と比べ選択科目期間が減少する研修医が多いです．ただ，これらの新しく加わった診療科が扱う症候や疾患は救急外来などで遭遇する頻度が高く，かつある程度経験がなければ適切に対応することが困難です．基本的な診療が可能になるように十分な研修を行いましょう．

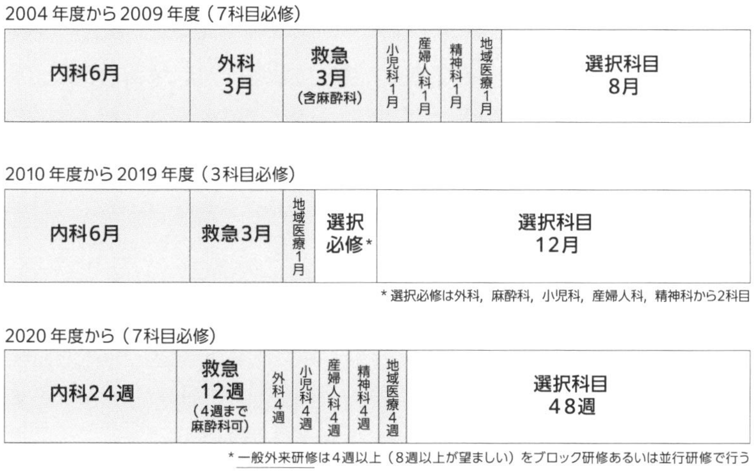

2004年度から2009年度（7科目必修）

内科6月	外科3月	救急3月（含麻酔科）	小児科1月	産婦人科1月	精神科1月	地域医療1月	選択科目8月

2010年度から2019年度（3科目必修）

内科6月	救急3月	地域医療1月	選択必修*	選択科目12月

* 選択必修は外科, 麻酔科, 小児科, 産婦人科, 精神科から2科目

2020年度から（7科目必修）

内科24週	救急12週（4週まで麻酔科可）	外科4週	小児科4週	産婦人科4週	精神科4週	地域医療4週	選択科目48週

* 一般外来研修は4週以上（8週以上が望ましい）をブロック研修あるいは並行研修で行う

図2 研修する診療科の変遷

2）一般外来研修が開始

　新たに一般外来研修が開始されました．一般外来とは一般内科外来，総合診療科外来，小児科外来などであり，特定の臓器や疾病に特化した専門外来ではありません．今までの臨床研修は救急診療や病棟診療に特化した研修が多かったですが，慢性疾患の管理や予防医療など外来診療の社会的なニーズの高まりを受け，導入されていました．また，臨床推論を強化する目的もあるようです．実際，多くの診療科では外来診療を実施しており，外来診療における基本的な能力を身につけることはとても重要です．研修医として学ぶことが増えるのは大変ですが，将来的には必要になることが多いスキルですので，ぜひ積極的に学んでみてください．

3）評価の標準化と簡素化

　前回までも研修期間中の評価は行われていましたが，今回の見直しで研修医評価票が作成され，全国で評価手法が統一されるようになりました．この評価票では，到達目標の項目ごとに，研修医に求められる修得の程度（マイルストーン）が4段階のレベルに分けて提示されています．また，「経験すべき症候」と「経験すべき疾患・病態」が前回の52項目・88項目から29項目・26項目に簡素化されました．また，レポート作成が廃止され，日常業務で作成する病歴要約で確認されるようになりました．

❙ 4 さいごに

　ここでは，臨床研修制度の概要および最新の改訂について解説いたしました．制度を理解することで，研修がより実りあるものになると思います．詳細を知りたい方がいれば，『医師臨床研修指導ガイドライン―2020年度版―』をぜひご覧ください[3].

【引用・参考文献】
1）週刊医学界新聞（第2566号）．日本における医師臨床研修のあゆみ．2004.
　　https://www.igaku-shoin.co.jp/nwsppr/n2004dir/n2566dir/n2566_02.pdf
　　（閲覧日：2023年11月20日）
2）厚生労働省．臨床研修の到達目標．平成28年7月1日一部改正．
　　https://www.mhlw.go.jp/topics/bukyoku/isei/rinsyo/keii/030818/030818b.html
　　（閲覧日：2023年11月20日）
3）厚生労働省．医師臨床研修指導ガイドライン―2020年度版―．
　　https://www.mhlw.go.jp/content/10800000/ishirinsyokensyu_guideline_2020.pdf
　　（閲覧日：2023年11月20日）

（長崎 一哉）

1-3　臨床研修って何するの？

> **ポイント**
> ・臨床研修で働く主な場は，病棟・一般外来・救急外来である．それぞれで異なる役割が求められる．
> ・研修医は全く何もできないところから始まる．慣れてくる頃には臨床研修が終わり，専門研修開始が目の前になる．しっかり働き，学び，専門研修修了後に備えながら，毎日を大切に過ごそう．
> ・臨床研修を修了するためには修了要件を満たす必要がある．各病院のホームページで提示されているので，確認しよう．

　臨床研修の 2 年間であなたが行うのは，大きく 3 つです．①医師として働くこと，②「自分がなりたい医師」になるため学習すること，③個人としての生活を営むこと，これら 3 つを行うことになります．ここではメインである①を取り上げます．

1　研修医の仕事

　研修医が働く主な場は，病棟（手術室や各検査室含む）・一般外来・救急外来です．それぞれの業務を見ていきます．

　病棟研修では，指導医や専攻医とともに患者の診療にあたり，そのチームの一員として課された業務を果たしていきます．診療科ごとに業務の内容やそのやり方は異なりますが，研修医はチームの中で一番患者の近くにいることが求められます．患者の日々の症状やニーズを把握し，診療録を日々記載します．それらを上級医と共有した上で，患者の評価やプランについて，ともに検討します．その後，チームの一員として，患者のプランを優先順位に沿って実行していきます．その一環として，手術や心臓カテーテル検査などの助手に入ることもあります．また，学生への指導を任されることもあります．これらの研修により，各診療科領域の主だった疾患・病態に対する診断

プロセスや治療法，そして入院対応や退院対応を学ぶことができます．研修に慣れてくると，患者の一般的な臨床経過が予測できるようになります．その一方で予想に合わない困難な症例を経験することで，医学・医療の奥深さを実感することにもなるでしょう．

外来研修では，一般内科外来や総合診療科や総合内科外来，あるいは一般外科，小児科，診療所での外来などで働くことになります（研修病院により異なります）．外来では，初診患者や継続して通院している患者を対象として，指導医の診療を見学したり，指導医のもとで実際に診療を行ったりします．様々な症状の診断方法や，慢性疾患の診方，予防医療の実践，患者の思いへのアプローチ法などを学べます．ぜひ患者の話をよく聞いて，様々な訴えの奥にある疾患を診断し，苦しみに寄り添う医師としてのスキルを学んでください．

救急外来研修では，救急車や walk in で来院した患者に対して上級医や他職種と力を合わせながら診療にあたります．一般外来と比較して，緊急性が高い疾患の除外と入院か帰宅かなどの方針の早急な決定が求められます．致死的疾患の診断法や治療法，ショック，外傷の対応などが学べます．日中の業務だけでなく，いわゆる当直勤務もあります．診ても診ても患者が待っている夜もあるかと思います．しかし，焦りは誤診のもとです．明けない夜はありませんので，どんな時も平常心を意識してください．

皆さんはこうした場で研修を行い，働きながら臨床能力を磨いていきます．

2 実際の2年間をシミュレーション

次に臨床研修の2年間をざっくりシミュレーションしてみます．

1）1年目前半
最初はすべてのことが分からず，あらゆることが一人ではできません．まずはカルテの書き方や採血の仕方，手術室での振る舞い方など，研修医としてのごく基本的な業務を身につけることだけで精一杯になります．各診療科独自の深い部分まで学ぶことは難しいでしょう．なんとか仕事を覚え，病棟の看護師さんたちを覚え，物品の位置を覚えた頃には最初の診療科での研修

が終わり，次の診療科に移ります．そうすると業務が変わり，求められる立ち居振る舞いが変わり，病棟が変わり，看護師さんも物品の位置も変わります．最初の最初に覚えたごく基本的なスキル以外はまた覚え直しです．

　こうした日中の業務とは別のリズムで救急外来での日当直を行います．最初はやはり何もできず，とにかく上級医に相談することになります．それでいいです．それがいいです．

　こうして臨床研修は始まっていくでしょう．この時には臨床研修修了後のことを考える余裕はないでしょう．できないことばかりで無力感に打ちひしがれるかもしれませんが，毎日何かしらできるようになり，何かを学んでいるはずです．その確かな成長を足場にして，力強く歩んでください．

2）1年目後半

　臨床研修に慣れてきます．カルテ記載や基本的な手技ができるようになり，腰椎穿刺や中心静脈カテーテル挿入など"ちょっと上級な"手技を経験したくなる方も多いでしょう．それまでの経験の応用で，新しい診療科での業務にも速やかに慣れるようになります．その科を先に回った同期から研修の話を聞く「予習」もうまくなっているでしょう．日当直は最初ほどの緊張こそしなくなったものの，まだまだ不安だらけかと思います．この頃までには，超重症の患者の診療に上級医とあたり，なんとか救命したという成功体験や，自身や上級医の予測が大幅に外れ，まさかの展開になり大量の冷や汗をかくことになった怖い体験など，同期に話したくなるような経験をいくつもしているはずです．

　そしてきっと，この頃になってもできないことばかりを実感する毎日であり，「成長が実感できない」と声にしているかと思います．実は誰でもこの時期にそう思います．でも，安心してください．あなたは4月のあなたより間違いなく成長しています．あなたは1年生であるため，どうしても同期以外は上級医のみで，成長を実感できる機会が少ないだけです．

　また，臨床研修修了後を考えはじめる時期でもあります．2年目の後半までに進路を決定するため，どこにいつ頃見学に行くべきかを調べはじめる方も多いでしょう．

3）2年目前半

　あっという間に臨床研修は後半になります．1年生が入職し，後輩ができます．自分がかつて先輩に頼ったように，後輩に頼られます．ぜひしっかり

指導してください．その時に自身の成長を強く感じられることでしょう．

　病棟にせよ外来にせよ，どこまでが自身に求められて，どういう時にどう上級医や他職種に頼ればいいかが分かってくるので，業務に対する不安は1年目前半より大幅に減っているはずです．

　病院にもよりますが，2年目になると院外研修の機会が増えることが多いことかと思います．院外に行くと，電子カルテが変わり，人が変わり，文化も変わりますが，1年間の研修の経験がありますから，働き方にはすぐ慣れるはずです．自身と病院との様々な違いに触れることができ，視野が広くなるでしょう．

　そして，臨床研修修了後をどうするか決定する方が多い時期です．

4）2年目後半

　臨床研修も最終コーナーです．研修医としての働き方にはすっかり慣れ，後輩に対する指導にも慣れ，病院にも慣れています．上級医からも戦力として重宝されるはずです．この頃に不安を感じるのは，研修医としての仕事の仕方より，臨床研修修了後についてです．この頃にはほとんどの方が進路を決定しています．多くの方が専門研修を受けることかと思います．研修医は平たく言えば専攻医が立てたプランの実行役ですが，専攻医はプランの立案役です．様々な状況での判断が求められます．診療に対する責任は研修医より大きくなります．そして研修医ほど丁寧な指導を受ける機会は減ります．ようやく臨床研修に慣れた頃に見えてくる次のステップに不安を覚える方が多いでしょう．

　そして，次に示すように卒後臨床研修医用オンライン臨床教育評価システム（EPOC2）の入力など，修了要件を満たしていないといけない時期です．いずれかの要件に赤信号が灯っている場合は病院から連絡が来るはずです．そうした連絡が来てしまったら，日々の診療に打ち込むことも大事ですが，卒業も大事ですので，しっかり対応してください．

　こうして2年間の研修は終わります．あっという間です．

▌3　臨床研修の修了要件

　最後に臨床研修（正式には医師臨床研修）を修了するための修了要件について説明しましょう．修了要件は，基本的に厚生労働省が示す到達目標や修

了基準に従うことになります．実際にどのような要件を課すかは病院により多少のバリエーションがあります．各病院で共通しているところは，以下の項目です．

- 各研修分野において必要となる研修期間を経験する．
- 休止期間が 90 日以内である．
- 「経験すべき症候」「経験すべき疾病・病態」「経験すべき診察法・検査・手技等」を経験する．
- 各診療科でコンピテンシー（能力）評価を受け，2 年目終了時に一定の評価を満たす．
- 感染対策，緩和ケア，アドバンス・ケア・プランニング（ACP）などに関する講習を受ける．
- 臨床病理検討会（CPC）や院内学術集会などで発表を行う．
- 卒後臨床研修医用オンライン臨床教育評価システム（EPOC2）に評価入力をする．

　各研修病院はホームページで修了要件を公開していることころが多いですので，ぜひ確認してください．

▌4　さいごに

　繰り返しになりますが，臨床研修の 2 年間はあっという間に過ぎていきます．そのような中でもぜひ初心を大切にしてください．皆さんは「できる研修医になるため」ではなく，「自分がなりたい医師になるため」に臨床研修を受けるはずです．目の前の業務をただこなしただけの 2 年間ではなく，自分がなりたい医師にしっかり近づいた 2 年間にしてください．そのためのノウハウを第 2 章以降でご紹介していますのでぜひご覧ください．
　次節では臨床研修の修了後を取り上げます．

(橋本 恵太郎)

1-4　臨床研修の後はどうなるの？

> **ポイント**
> ・臨床研修修了後の進路は，大きく臨床，研究，行政がある．
> ・臨床を続ける場合，新専門医制度での専門研修を受けることになる．専門医研修プログラムは多様であり，どのプログラムを受けるかは慎重に判断しよう．
> ・専門医取得後の進路には，大学院進学や留学もある．複数の専門医資格の取得も可能だが，維持には労力を要する．

1　臨床研修修了後の次の進路

　研修修了後の進路は，もちろん皆さん次第であり，どんな医師になりたいか，どんな人生を歩みたいかによって一人一人異なります．一般的な進路として，大きくは臨床，研究，行政が挙げられます．厚生労働省が毎年行っている臨床研修修了者へのアンケートを見ると，9割の方が臨床を選択しているようです．2018年4月に新専門医制度が開始されてから，臨床研修修了後に臨床を行う場合，通常，専門医研修を受けます．そこでここでは新専門医制度と専門医研修を中心にお話しします．

2　新専門医制度と専門医研修を受けるまでの流れ

　新専門医制度は日本専門医機構により運営されており，各診療領域において標準的な医療を提供できる医師を育成するため導入されました．専門医研修の領域は内科，外科などの19の**基本領域**と，呼吸器，消化器などの**サブスペシャルティ領域**があります．基本領域研修の期間は3年間以上と定められています．研修プログラムは基幹施設と連携施設からなる病院群が作成し，日本専門医機構が認定します．専門医研修中の医師は**「専攻医」**と呼ばれます．それぞれの研修を修了することで，各領域の専門医と認定されます．
　専門研修を受けるには，まず日本専門医機構のホームページで専攻医登録

をし，自身が選んだ研修プログラムに応募します．臨床研修のマッチング制度と異なり，応募は1プログラムのみにできます．複数のプログラムに同時に申し込むことはできません．プログラム統括責任者からの案内のもと，採用試験を受け，合格すれば専門医研修を受けられます．

■ 3 専門医研修プログラム選びの注意点

　ここでは，実際にプログラムを選ぶ際の注意点をご紹介します．先ほど，専門医研修の領域には基本領域とサブスペシャルティ領域があるとお話ししました．一見すると，基本領域研修を修了してからサブスペシャルティ領域研修を受けるようにも感じられます．実際には，①基本領域の研修終了をまずは目指し，必要に応じてその後にサブスペシャリティ領域の研修を受ける「基本領域単体研修パターン」と，②基本領域研修を受けながらサブスペシャルティ領域研修を受ける「サブスペシャルティ重点研修パターン」があります．①で始めながら，途中で②に変更できるプログラムもあります．さらには，③基本領域研修を受けながら，研究を行い学位取得も並行して目指す「臨床研究医パターン」もあります．

　実際の研修期間はプログラムごとに異なりますが，目安を挙げると**表1**の通りです．

表1　研修期間の例

① **基本領域単体研修パターン**	基本領域 3 〜 4 年
② **サブスペシャリティ重点研修パターン**	基本領域＋サブスペシャリティ領域を並行し，合計 4 年以上
③ **臨床研究医パターン**	基本的に 7 年

　もちろん，専門医資格や学位は早く取ればいいというものでは決してありませんが，皆さんの考えるキャリアプランとプログラムが合っているかはよく見てよく考えて判断してください．

　専門医研修は原則としてプログラム制で，ローテートする医療機関やそれぞれでの研修期間はプログラム統括責任者により厳密に決められますが，地域枠などで義務年限がある場合や，妊娠や出産などで研修の中断を要する場合は，期間に定めがないカリキュラム制を利用できる場合があります．カリ

キュラム制はフルタイムで勤務した1ヶ月を1単位とし，必要数な単位数を満たすことで専門医を取得できる制度です．期間に定めがないため，研修を一時中断しながら専門研修を受けることができます．カリキュラム制を利用できるかは学会やプログラムによるため，事前にプログラム統括責任者に確認してください．

┃ 4 専門医取得後の進路

　基本領域の専門医取得をひとまずの目標とする方が多いと思います．その後の進路も，皆さんがどうなりたいか次第ではありますが，新専門医制度に関連したところでは，日本専門医機構が認定する「ダブルボード制度」があります．ダブルボードとは一般に複数の専門医を取得することを指しますが，救急科専門研修後の外科専門研修など，特定の組み合わせにおいて日本専門医機構が認定するサポート制度があります．こうした制度を活用することで，2つ目の基本領域専門研修を1つ目より短期で修了できます．もっとも，専門医資格は取得も大変ですが，維持にも結構な労力を要しますので，ダブルボードを目指すかは慎重に判断してください．

　その他，専門医取得後の一般的なキャリアとして，大学院へ進学しての学位取得や，国内外への留学などがあります．これらは大学の医局や市中病院に所属しながら行うことが多いかと思います．キャリアアップについては「5-1 研修医からのキャリアの考え方」（→ p.146）を，留学については「5-3 留学準備の進め方」（→ p.158）をご覧ください．

┃ 5 さいごに

　臨床研修の多忙な生活の中で，臨床研修修了後の準備をすることは容易ではありません．しかし，その準備は皆さんがなりたい自分に近づくためにとても大切なことです．忙しさにかまけて安易に判断することはせず，できる限り周りの人の話を聞いたり，実際に施設に見学に行ったりしながら，慎重に判断してください．

（橋本 恵太郎）

コラム 1　医学書ってどんなのを買えばいいですか？

　よく研修医の先生から聞かれる質問です．でも実は，これはとても嬉しい質問です．なぜなら「医学書を買いたい」＝「勉強したい」だからです．ぜひ，指導医や先輩医師に積極的に聞いてみてください．

　さて，研修医が医学書を購入する際は，3つのタイプに分かれることを意識した方がいいでしょう．

> 1. 定番書
> 2. テーマ別解説書
> 3. 成書

　定番書は各ローテーションにおける定番の書籍であり，マニュアル系の書籍が多く含まれます．歴史のあるものが多く，必ずしも最近の売れ筋でないこともあります．上級医に相談することをお勧めします．
　テーマ別解説書は，「抗菌薬」「手技」「透析管理」などワントピックをテーマにした解説書です（医学書の中で一番多い）．これは読み物として楽しめるものが良いと思います．いくつか見比べてから購入すると良いでしょう．
　最後は成書です．これは世界的・歴史的名著が含まれます．忙しい研修医たちがこれを読みながら研修するのは大変だと思いますが，自分が専門としたい分野においては研修中から読むこともお勧めです．

　最後になりますが，医学は日進月歩の分野です．「新しい」書籍を買いましょう．定番書や成書では，新版が出版されていないか必ず確認してくださいね．

（長崎 一哉）

第 2 章

研修医は
学習者

2-1 研修医の学び方
－医学生との違い－

ポイント
・研修医は「なかなか勉強できない」と感じて普通である.
・忙しい中でも, 少しずつであっても勉強できる態勢づくりが重要である.
・学んだことは積極的に周囲に伝えよう.

1 研修医が学ぶべきこと

　研修医が学習者として学ぶべきことは, ①様々な症候, 疾患や外傷の診断や治療に関する**「知識」**, ②問診, 病状説明, 身体診察や手技などにおける**「技能」**, ③プロフェッショナルの医師としての相応しい**「態度」**があります. これらを働きながら, 患者を通して学び続けます. 医学生の時より責任がある立場で診療に参加することで, プレッシャーは増すものの, その分だけ得られる学びも深くなります.

　しかし, 症例から学びを得ていても「なかなか勉強ができない」と話す研修医は多いです. 研修開始当初はそもそも働き方を覚えることで精一杯となるので, 勉強の時間が作れなくて当然ですが, 研修に慣れた頃にも同じように話す方が多いです. なぜそう感じるのでしょうか. 医学生との違いも踏まえながら, その理由を見てみましょう.

2 「なかなか勉強ができない」理由, 医学生との違い

1）医学生の時と違って勉強の時間が作れない

　医学生の時は勉強に十分な時間を確保でき, ゆっくり成書にあたり, しっかり調べ, 学習したことをノートにまとめることができていたと思います. しかし, 研修医になるとたくさんの患者を担当し, 外来や入院で診療を行うことになります. 朝の回診, 日中の病棟業務や検査・手術の補助, 夕方の回診であっという間に 1 日が終わります. 救急外来の当直も月数回あるので, 勉強の時間はそうそう作れません.

医学生の頃の十分時間があることを前提にした勉強法は，研修医以降はできなくなります．逆に言えば「短い時間で勉強する方法を確立する必要がある」ということです．

2）医学生の時より勉強すべき内容が増える

　医学生の時は臨床に関して言えば，各診療科の代表的疾患の疫学や典型的症状，身体所見や検査所見，治療法の概要が主な学習内容であったと思います．研修医になると，新規のプロブレムを発見し，診断し，治療し，経過の良い・悪いを判断する必要があります．それらを実践するためには，医学生の時よりもずっと細かいところまで，実際のアクションにつながるように，医学的判断の根拠を勉強する必要があります．

3）医学生の時と違って勉強法が分からない

　医学生の頃は勉強の量に辟易することがあっても，勉強の方法が分からない，ということはなかったと思います．教材も医学生向けテキストで事足りていたと思います．研修医になった後に出合う疑問を解決する場合はどうでしょう．研修医向けテキストで解決することもあれば，UpToDate などの二次文献にあたることも多いでしょう．時には PubMed などで原著論文を調べることもあると思います．研修医は自身の疑問を迅速に解決する方法を身につけなければなりません．何をどう調べるか，勉強法を勉強するところから研修医の勉強は始まります．

　以上，1）から3）で見てきたように，研修医は医学生と比べて，時間的余裕がない中で，よりたくさんの内容を，しかも勉強の方法も分からないところから勉強し始めますので，「なかなか勉強できない」と誰もが言うことになります．それで普通です．では，どうすれば良いのかを次の項で見てみましょう．

▌3　研修医はどう学ぶか

　研修医というより医師として学習を続けていく上で大切なのは**焦らない**ことです．医師人生は長期戦であり，すぐ一人前になる必要はありません．また，成人学習では主体性や学習課題の明確化が重要とされますが，それゆえに達成感を得やすく，モチベーションや自尊心が高まりやすいという特徴が

あります．大学生までの勉強とは異なります．学習のコツを紹介しますので，ぜひどんどん勉強して成長を実感してください．

1）1日最低一つを学ぶ

　一つでいいので，毎日何かしら勉強しましょう．今日勉強したことは必ず明日役立ちます．初めて診た症候・疾患や手技で，全くうまくできなかったとしてもそこから一つ学べば，次はよりうまくできます．次もまた学べばその次はさらにうまくできます．逆に言えば，目の前の状況から学ばなければ，その次も同程度しかできません．大切なことは学び続けることです．その姿勢を忘れないでください．

　また，その日の疑問はその日のうちに，「とりあえず」で良いので解決しましょう．多忙な生活の中でその日のうちに解決しないと，きっと次の日には忘れます．

2）勉強は多段階で行う

　「その場の1分，その日の5分」という名郷直樹先生の言葉があります．しかし，医師の日常の勉強には，現場で数分のうちにアクションを決める程度まで調べる勉強と，その日のうちにもう少し時間をかけて納得できるところまで調べる勉強があります．さらに，時には，成書や文献とがっちり向き合って行う勉強も必要です．

　そのため勉強の準備も，現場での疑問をさしあたり解決する用と，より理解を深める用と，しっかり勉強する用に分けて行うことがポイントです．ざっくりと言えば，いわゆる研修医向けのマニュアル本と，専攻医も対象のより専門的なテキストと，その診療科の代表的成書を用意し，目的により使い分ければ効率的に勉強ができる，ということです．

3）学習資料の準備

　研修医向けテキストは数が膨大で，どれを買うかが問題です．研修している診療科や当直業務，栄養や輸液など各科共通の内容に関するテキストから準備すると良いでしょう．迷ったら先輩に相談しましょう．ぜひ，一度先輩の医局の本棚を見て回ることをお勧めします．多くの先輩が買っている本は，買った方が良い可能性が高いです．本は使いたい時に読めないと，現場での学習に使えません．現場で使うことを想定しているテキストは媒体にこだわりがなければ電子書籍をお勧めします．

二次文献のあたり方や原著論文の探し方や読み方は練習が必要です．こうした内容を扱う研修医向けテキストもたくさんありますので，ぜひ一読をお勧めします．二次文献や論文にどうアクセスするかは，例えば UpToDate の施設契約の有無や文献にアクセスできるパソコンの限定など，病院によって環境が異なりますので，まずはそれらを確認し，いつでもアクセスできるようにしてください．

4）学んだことはメモしておく

勉強したことは簡単でいいのでメモしておくことをお勧めします．メモの作成自体で覚えやすくなりますし，勉強した内容を忘れた時も思い出しやすくなります．メモの作成に時間をかけすぎると長続きしなくなりますので，まずはごく簡潔なメモから始めることをお勧めします．メモは紙のノートでも良いですが，Evernote や Notion などのアプリケーションに記録すると携帯や検索に優れるのでお勧めです．

5）先輩や同期，後輩から勉強法を学ぶ

勉強の仕方，時間の作り方，まとめ方，押さえるべきテキストや論文など，一人だけでは限界があることばかりです．ぜひ学年に関係なく，何をいかに勉強しているかを見て，適宜吸収してください．

6）同期や後輩，医学生に教える

勉強の最良の方法の一つが教えることです．教えることで学べることはたくさんあります．自分が学んだことは積極的に何度も周囲に伝えるようにしてください．繰り返し話すことで知識を整理し，深く記憶できます．うまく話せない部分や相手からの質問に答えられない部分が，まさに次に勉強すべき事柄です．

▌4　さいごに

医師の勉強は楽しいです．学びは医師の大きいやりがいの一つです．最初は誰もが勉強にかける時間がつくれず，方法も分からないところから始まります．医師として仕事していく中で，皆さん流の勉強術を少しずつ完成させてください．

（橋本 恵太郎）

2-2　研修の目標って何？

ポイント
- 研修の最終目標は自立した臨床医となることである．
- 臨床研修ではプロフェッショナリズム，社会的役割の自覚，幅広い臨床能力を身につけることが求められる．
- ローテーションごとに自分の成長段階やキャリアに沿った目標設定を行おう．

　研修医が研修を通じて成長するためには**適切な目標設定**が重要です．目標設定は指導医と行うこともありますが，個人的に設定できる能力も求められます．これは研修医と医学生との大きな違いです．医学生は各授業や実習において指導者から与えられた目標に沿って学びを行います．さらにその評価は試験やレポートなど事前に定められた方法で行われます．しかし，研修医，そして医師になった後では，個人個人の目指すところが異なるようになり，その到達段階も人それぞれになります．よって，目標設定やその評価は個人に委ねられる部分が大きくなります．この目標を自己管理して学ぶことができる能力のことを**「自己調整型学習（self-directed learning）」**と言います．この自己調整型学習を身につけられるかどうか研修医の成長に大きく関わってきます．

　ここでは，目標設定に関して，主に以下の 2 つの話をします．

- 目標にはどのようなものがあるのか？
- 目標はどのように設定すれば良いか？

　目標を決める時によくある困り事は，「何を目標にすれば良いか」が分からないということです．特に研修の初めではできないことや分からないことが多く，何から手をつければ良いか難しいでしょう．ここを重点的に解説し

ていきます．その上で，目標設定の仕方やその注意事項についても簡単に解説していきます．

▌1　目標にはどのようなものがあるのか？

　研修医が目指すべき様々な目標について取り上げます．初めに研修医が臨床研修から専門研修を通じて目指すべき大きな目標は，**「自立した臨床医」**です．キーワードは**「自立」**です．例えば，採血を行うにも，初めは指導者の付き添いのもとで行われます．それが少し慣れてくると研修医に任されるようになり，採血が難しい症例のみ相談するようになるでしょう．さらに慣れてきた研修医（専攻医レベル）は，採血が難しい症例の手技や現場での判断を任されるようになることでしょう．ここまでいって初めて採血が自立したと言えます．一つ一つのスキルに対して，「自立」することを最終的な目標にしてください．とはいえ，この目標はかなり大きいものであり，研修医が初めから目指すべき目標ではありません．ここからより細分化した形での目標を提示していきます．

目標 1）臨床研修制度が定める目標
　日本の臨床研修制度が何を目標にしているかを知っておくことは有益です．医師法には臨床研修の基本理念が以下のように書かれています．

> 臨床研修は，医師が，医師としての人格をかん養し，将来専門とする分野にかかわらず，医学及び医療の果たすべき社会的役割を認識しつつ，一般的な診療において頻繁に関わる負傷又は疾病に適切に対応できるよう，基本的な診療能力を身に付けることのできるものでなければならない．

　重要なキーワードは**「医師としての人格」**のかん養，医師としての**「社会的役割」**，そして**「基本的な診療能力」**の3つです．医師としてのプロフェッショナリズムを身につけること，目の前の患者だけでなく社会や公衆衛生にも注意を向けること，将来の専門にかかわらず医師として共通して必要な幅広い臨床能力を身につけることを臨床研修に求めています．
　これらの理念を受け，『医師臨床研修指導ガイドライン―2020年度版―』[1]

では，以下の到達目標を掲げています（**表1**）.

表1 臨床研修の到達目標

A. 医師としての基本的価値観（プロフェッショナリズム）
1. 社会的使命と公衆衛生への寄与 2. 利他的な態度 3. 人間性の尊重 4. 自らを高める姿勢
B. 資質・能力
1. 医学・医療における倫理性 2. 医学知識と問題対応能力 3. 診療技能と患者ケア 4. コミュニケーション能力 5. チーム医療の実践 6. 医療の質と安全管理 7. 社会における医療の実践 8. 科学的探求 9. 生涯にわたって共に学ぶ姿勢
C. 基本的診療業務
コンサルテーションや医療連携が可能な状況下で，以下の各領域において，単独で診療できる 1. 一般外来診療 2. 病棟診療 3. 初期救急対応 4. 地域医療

（厚生労働省. 医師臨床研修指導ガイドライン—2020年度版—より作成）

　この到達目標は**研修医が医師としてどのような能力のセット（コンピテンシー）を身につければ良いか**を教えてくれます．もちろん，この到達目標の項目はかなり大きなものであり，さらに細分化することができます．例えば「診療技能と患者ケア」は，問診，身体診察，検査，診断，手技，治療，患者管理，カルテ記載など多くの能力から構成されています．一般外来診療でも，急性疾患の対応だけでなく，慢性疾患の管理や予防医療の実践なども学ぶ必要があります．研修が始まった4月にそこまで意識する必要はないですが，中長期的な目標設定では研修医として求められる医師像に近づけているかを確認するようにしましょう．

目標 2) 臨床医の成長モデル

　次はもう少し実践的な目標を扱います．先ほど述べた臨床研修の目標だけでは，どの能力から身につけていけば良いか分かりません．ここで研修医にとって役立つのが「**RIME（Reporter-Interpreter-Manager-Educator）モデル**」です（**図 1**）[2]．これは研修医の成長段階に沿って，学ぶべき能力を表したモデルです．

　まず，**研修医の第一段階は「Reporter」**です．情報を収集し，報告する能力です．患者から問診や診察を行い，それをカルテにまとめプレゼンテーションできるようになりましょう．一般的な検査である採血，尿検査，心電図では自身で検査を行えることを目指してください．医学生の時からトレーニングしてきたことですが，これを臨床現場の中で的確に，そして効率良く実践できることを目指しましょう．

　Reporter の次は，解釈ができるようになりましょう（Interpreter）．一般的な症候や疾患について，診断を行った上で，治療の提案ができるようになることを目指しましょう．ここでは幅広い医学知識が求められます．そして，一人一人の患者について理解が進んできたら，管理者としての振る舞いが求められます（Manager）．多くの患者を担当する中で，すべての患者の診療は滞りなく行われているでしょうか．また，他の専門職や医師と良い連携ができているでしょうか．診療チームとして，多数の患者の診療の質を保ちましょう．そして，最終段階は教育者（Educator）です．後進を指導し，模範的な医師でありましょう．教育だけでなく，研究や診療の質を向上させる取り組みも求められます．

　臨床研修の間では，まず **Reporter** や **Interpreter** までの成長を目指しましょう．その上で，さらに上を目指し，チーム診療や教育にも目が向けられるとより素晴らしいです．

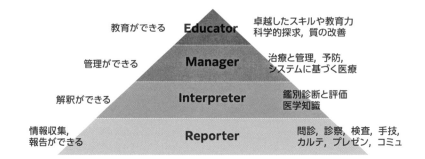

図 1　RIME モデル

（Pangaro L, et al. Frameworks for learner assessment in medicine: AMEE Guide No. 78. Med Teach. 2013; 35: e1197-1210 より作成）

目標 3）臨床医の成長モデル

　次は **Miller's pyramid** です（**図 2**）[3]．これは各能力をどのように成長させるかの段階を示したものです．Miller's pyramid では**「Knows（知っている）」「Knows How（どうやるかを知っている）」「Shows How（どうやるか示せる）」「Does（できる）」**という段階で各スキルが成長するとしています．

　例を挙げましょう．あなたが抗菌薬をうまく選べるようになりたいとしましょう．まずは，Knows からなので抗菌薬や感染症のことを知らないといけません．知識から不足していると思えば，始めるのは教科書や参考書で学ぶところからです．次に，Knows How です．この段階では，患者の抗菌薬選択について正しい選択を提案できる，あるいは指導医の質問に対して正しい回答ができる状態を目指します．これを指導医の監督下のもと実際に実践している状態が Shows How です．最後の段階は Does であり，指導医の監督もほぼなく単独で実践している状態です．

　Does まで行くのは難しいと感じるかもしれませんが，それはスキルによっても異なります．抗菌薬を選択するスキルと比べると，採血やカルテ記載のスキルは，より早い段階でピラミッドの上まで到達するでしょう．あなたが何かのスキルを身につけたい時は，あなたがどの段階にいるかを考え，目標設定の参考にしましょう．

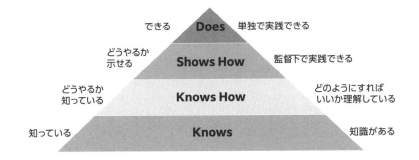

図2 Miller's pyramid

(Cruess RL, et al. Amending Miller's pyramid to include professional identity formation. Acad Med. 2016; 91: 180-185 より作成)

目標 4）個人的目標

　臨床研修は医師に基本的臨床能力を身につけることを求めています．しかし，**目指すべきキャリア**によって各ローテーションや研修全体を通じて学ぶことは少しずつ異なるでしょう．外科ローテーションを行う時に，内科医志望なのか外科医志望なのかでその研修目標は違ったものになるはずです．さらに臨床だけでなく，教育，研究，あるいは社会的な活動などに関心が強い場合，研修の中でどのようにその学習を進めていくかも計画的に考えていきたいです．

▍2　目標はどのように設定するか？

　目標設定の具体的な方法について説明していきます．まず，目標は**ローテーションごとに設定する**ようにしましょう．これはローテーションごとに研修内容が大きく変わってくるためです．次に，目標設定は**指導医と共有**しましょう．研修医の研修目標が具体化されることで，指導医はその目標に沿った指導を重点的に行えるようになります．また，目標が研修内容とそぐわないこともあるので，その目標の修正を求められることもあります．さらに，短期的な目標だけでなく，**中期的・長期的な目標も意識**しましょう．目標によっては一つのローテーションだけで達成不可能なものは多くあります．計画的に学んでいきましょう．最後に，**定期的な振り返り**が重要です．もちろんうまくいっていることは続ければいいですが，あまり習得が期待できない目標

は修正するか別の機会に学ぶようにしましょう．あくまで目安ですが，**2週間に1度ぐらい**見直すことをお勧めします．

　表2では，目標設定の時に考慮すべき項目を提示しています．こちらは参考までにお使いください．紙ベースではなく，電子媒体で管理することをお勧めします．

表2 目標設定ワークシート

項目	具体例（1年目8月の救急研修）
A. 自身の価値や強み	・話を聞くのが好き ・コツコツ学ぶことができる
B. キャリアとしての目標	・内科医 ・専門は腎臓，代謝，膠原病 ・研究に興味がある
C. 臨床研修の目標（3つ）	・外来診療をしっかり学びたい ・Evidence-based medicine を身につけたい ・ケースレポートを書く
D. 自己評価 ・自信のあるスキル ・自信のないスキル	・情報収集・報告などの Reporter としての役割は十分できる．しかし，まだ診断や治療の提案では時間がかかり，分からないことも多い．急変対応や救急対応も経験が乏しい．中心静脈カテーテルなどの手技もほとんど経験がない
E. ローテーションでの目標（3つずつ）	・救急のよくある症候や疾患について経験するだけでなく，知識を教科書で確認していく ・忙しい中でもできるだけ診断や治療の判断を上級医に提案する ・A-line や中心静脈カテーテルについて経験したい
G. 指導医にお願いすること	・救急の基本的なスキルを教えてほしい．可能な範囲で，どう考えているかの判断・解釈を聞いてほしい

3 さいごに

今回は目標設定がテーマでした．各ローテーションが忙しく過ぎていく中で一つ一つ目標を立て，それを足がかりに学んでいくことで研修は充実したものになるでしょう．何を目標にしていいのかが分からなくなった時には，「自分は自立した医師に近づいているか？」「自分はどうすれば自立できるようになるか？」を意識して目標を考え直してみましょう．

【引用・参考文献】

1）厚生労働省．医師臨床研修指導ガイドライン―2020年度版―．
   https://www.mhlw.go.jp/content/10800000/ishirinsyokensyu_
   guideline_2020.pdf（閲覧日：2023年11月20日）

2）Pangaro L, et al. Frameworks for learner assessment in medicine: AMEE Guide No. 78. Med Teach. 2013; 35: e1197-1210.

3）Cruess RL, et al. Amending Miller's pyramid to include professional identity formation. Acad Med. 2016; 91: 180-185.

（長崎 一哉）

2-3 知識はどう増やせばいいの？

> ポイント
> ・臨床研修では多くの知識を得るだけでなく，それを実臨床に適応することを目指すべきである．
> ・臨床現場で知識を増やすためには，情報源へのアクセスを早め，知識を忘れないようにする保存先を確保する．
> ・知識は症例から学ぶことが中心であるため，積極的に臨床に関わろう．

　良い臨床医になるためにはより多くの医学知識を習得し，臨床スキルを磨くことに積極的に取り組むことが必要です．ただし，研修医の学習は単純なものではなく，ただ研修を行うだけでは思うような成果は出ません．ここでは研修医が知識を増やし，学習するというプロセスを色々な角度から見ていきます．

1　学習するとはどういうことか？ Bloom's taxonomy

　「臨床研修の中でどのように医学知識を得るのか？」という話をこれからしていくのですが，まずは単に知識を覚えるだけでは不十分だという話から始めます．例えば，輸液の本を1冊読んで点滴の組成や投与量などの知識を「覚える」と，自身で適切な輸液ができるようになるでしょうか．そうではないことは明らかです．

　ここで重要な考え方として，認知的な学習目標を分類した「Bloom's taxonomy（ブルームの分類学）」というものがあります．この分類では，学習目標を**「知識」→「理解」→「応用」→「分析」→「評価」→「創造」**の6つの段階に分けています[1]．これは学習を単純な暗記から，アセスメントの妥当性を判断，そして新たな知識を作り出すまで幅広いレベルに分けています．

あるトピックを学習する上で，そのトピックに対する知識を記憶するところから始まることは間違いありません．病棟での輸液をオーダーできるようになりたければ，輸液について基礎知識を覚え（知識），一般的な投与方法を理解すること（理解）が必要です．その上で，実際に電子カルテ上で輸液をオーダーすることを現場で学んでいきます（応用）．患者の既往歴や状態を含めて検討することで，輸液量や輸液の種類を変更することもあります（分析）．アルコール依存の患者では電解質異常やRefeeding症候群の対応まで，より複雑なアセスメントが必要となります（評価）．臨床研修が目指すところではないですが，輸液のプロトコールや新しいエビデンスを作ることもあります（創造）．

　研修医はトピックについて知識を得て，理解することだけをゴールにしてはいけません．**現場で実践し，その状況に応じたアセスメントができるようになるべきです**．実症例を通じて指導医の元で学ぶことができるのは研修医の特権です．次に，どのように学んでいくかを具体的に話していきます．

▌2　研修医のための学ぶ準備

　より良い学びのためにはいくつかの事前準備が必要です．臨床現場では時間はあっという間に過ぎていきますので，迅速にアクセスできるオンラインツールを活用すると良いでしょう．

　1つ目の準備としては，**情報の検索源**を確保することです．代表的なものは教科書や参考書です．上級医や先輩研修医に相談し，良いものを選んで書いましょう（第1章コラム／→p.19）．また，最近ではインターネット上でジャーナルクラブや講義資料が多数公開されており活用範囲が増えてきています．研修病院によっては，UpToDateやDynaMedなど世界的に利用されるオンラインツールが活用できます．カバー範囲が広く信頼性が高いため，アクセス手段を確認しておきましょう．

　2つ目は，**情報の保存場所**を準備することです．自身でまとめたメモ・ノートや講義資料，文献などを一括で管理できるアプリを持っておきましょう．有名なものは，Evernote，Notion，OneNoteなどです．情報を保存しておくことで，振り返りや知識の定着が容易になります．

3　症例から学ぶ

　研修医は症例経験を通じて多くのことを学んでいきます．実際，研修医は，担当する症例を通じて調べ物をしたり，読書をしたりしながら新しい知識を獲得していきます．さらに，臨床推論や意思決定など複雑なアセスメントを学ぶこともできます．

　この「**体験しながら学ぶ**」という行いは，医師としての学びの中心となります．以下に，症例から学ぶ上でのポイントをいくつか解説します．

1）疑問点はメモする

　症例を担当しながら分からないことは可能な限りその場で調べますが，すぐには解決できないことも多いです．ですが，**現場での疑問は学びの種**です．その分からないことをメモしておくことで，自分で深く調べたり，指導医に質問する機会を得ることができます．メモしておかないとすぐに忘れてしまうため，Evernoteなどに記録しておくことをお勧めします．疑問を放置せず，一つ一つ理解していくことで，臨床医としての力がついていきます．

2）指導医に質問する

　臨床現場における多くの疑問は調べても簡単には分かりません．その場合，周りにいる指導医や先輩医師に積極的に質問しましょう．口頭で教わる知識の多くは実用的なものであり，診療において大いに参考になるでしょう．そして，その指導内容もメモしておくことをお勧めします．これには「忘れないように」という意味もありますが，口頭での指導は後で書籍の内容と照らし合わせて確認しておくことを習慣づけましょう．その内容が，実はエビデンスに乏しかったり，少し間違っていたりすることも珍しくありません．

3）指導医からフィードバックをもらう

　知識の有無は自分でも分かりますが，患者への知識の適応やアセスメントが正しいかを自分で評価することは困難です．鑑別診断や治療プランを提案する時は必ず指導医にフィードバックを求めましょう．フィードバックを得るためには積極的に自身の考えを提示することを意識することです．指導医からのフィードバックをもらった時は一旦立ち止まり，「**次からはどうすればいいか？**」を言語化することを意識しましょう．

▌4 教育コンテンツから学ぶ

ほとんどの研修病院では一般診療とは別に教育コンテンツが存在することが多いです．それぞれでより良く学習する方法を提示します．

1）レクチャー

研修医向けのレクチャーはレベルも研修医向けであり，実践的な知識やスキルを教えてくれます．すべてを覚えることを考えず，重要なポイントをいくつかに絞って，次の診療機会に活かせることをイメージして学んでいきましょう．

2）症例検討会

症例検討会は目的によって学ぶべきものが違いますが，主に臨床推論に重きを置いたものか，治療や管理に重きを置いたものかに分かれます．臨床推論系のカンファレンスでは，もちろん鑑別診断を考えたりするわけですが，これは「評価」や「分析」のレベルであり，なかなかすぐできるものではありません．そのベースとなる知識は2つあり，それは「症候学」と「疾患像」です．症候学はある症候から鑑別を広げるための知識（例：左下腹部痛の鑑別のリストは？）であり，疾患の典型的な疾患像を知ることは診断を狭めるために必要です（例：全身皮疹＋発熱＋肝酵素上昇＋山歩き→リケッチア感染症？）．一方で，治療系のカンファレンスではその効果や機序を理解することに加えて，ベースとなるエビデンスを学ぶことができます．

3）ジャーナルクラブ

ジャーナルクラブは新しい重要な論文を学ぶための勉強会です．研修医が参加することはそれほど多くないとは思いますが，EBMを学ぶための重要な機会です．学べる知識は色々あります．臨床研究に関する用語や概念を学び，理解することができます〔例：研究デザイン，バイアス，治療必要例数（NNT）〕．研究の結果から新しい治療方法や診断方法を学ぶことも重要な学びですが，その論文の背景を理解することもそのトピックを学ぶ良い機会になります．

5 自分で学ぶ

　忙しい研修生活の中で, なかなか自分で学ぶ時間は得られにくいものです. しかし, 自習時間は現場での学びを補完する重要な時間です. いくつかのパターンを紹介しましょう.

1) 現場での学びや疑問点を振り返る

　症例経験や指導医から得られた学びを振り返り, 自分のものにしていきましょう. 関連する書籍や文献を読み, その知識や理解を確認したり, その周辺の知識を確認したりすることで知識は定着していきます. 現場で解決できなかった疑問があれば, それを調べたり, 次の機会に指導医に質問してみたりすることにしましょう.

2) 教科書や参考書を通読する

　症例経験からの学びではなく, 自身にとって学びたいテーマ（例：抗菌薬, 人工呼吸器, 血液ガス分析）について学ぶ時間を持っても良いでしょう. それぞれの研修ローテーションに合わせて, 少しでも関連のあるトピックを選ぶと続きやすいです.

6 さいごに

　研修医は多くの症例を経験しますが, その一つ一つの症例から何をどのように学んでいくかでその成長に差がついていきます. 一方で, ただ知識を蓄えるだけでなく, 実践を通じてそれを現実に適応させ, 複雑な症例にも対応できるようになることも目指してほしいです. 症例からの学びが最も重要ですが, 指導医や勉強会からの学び, そして自分で振り返る時間を作っていきましょう.

【引用・参考文献】
1) NEJM Knowledge+. Bloom's Taxonomy—From Knowledge to Practice. 2018. https://knowledgeplus.nejm.org/blog/blooms-taxonomy-from-knowledge-to-practice/（閲覧日：2023 年 11 月 20 日）

（長崎 一哉）

2-4　身体診察の学び方が分からない！

ポイント
・身体診察を身につけるためには，まずは適切な診察法を把握し，それを
　実践することが重要である．
・所見の正常と異常を判断するためには，その前に正常例と診断がついてい
　る症例を繰り返し診察し，正常と異常の所見を覚えることが大切である．
・所見の判断の正しさは上級医からのフィードバックや超音波などの検査
　で裏を取り，担保する．

1　身体診察とは

　ここでは身体診察の学び方を紹介します．その前に，まずは身体診察とは
何かを確認しましょう．
　身体診察は臨床推論の強力な武器であり，患者との大切なコミュニケー
ションツールです．しっかり心を込めて診察すればそれだけで患者の信頼を
得られる，医師にとって大切なスキルです．
　臨床推論は病歴聴取と身体診察，検査を組み合わせて行います．身体診察
には，結果が迅速に分かり，特異度が高く，低侵襲で低コストという長所が
あります．習熟することで，ショックの鑑別を迅速に行ったり，新規の心雑
音から感染性心内膜炎を早期発見したりと，臨床での強力な武器になります．
一方で，評価が主観的で習得に練習が必要という特徴もあります．身体診察
は OSCE で方法を習っても，実際の患者にどう行うのが良いのかや，自分
が取った所見が正常なのか・異常なのかの判断は，なかなか教わる機会がな
いのが実情だと思います．
　それでは，身体診察はどう学べば良いかを見ていきましょう．

2　身体診察の学び方

　身体診察の学び方にはステップがあります．順に紹介します．

1）診察法を知る
　それぞれの身体診察には適切な方法があります．まずはそれを把握してください．なあなあの方法ではなく，**きちんとした診察法**を把握してください．例えば，入院患者の背部の呼吸音を評価したい時，皆さんはどうしていますか？　なんとなく臥位のままで，気持ちばかり聴診器を背中に差し込んで，背部というよりほとんど側胸部というべき場所を，深呼吸の声かけもせずに，なんなら衣類の上からなんとなく聴診器を当てて「異常はありません」などと評価していないでしょうか．適切な方法なしに適切な評価はできません．これは一例ですが，いずれの診察法にも適切な方法があります．それを把握して，極力その通りに行うように心がけてください．

2）正常所見および診断がついている異常所見を経験する
　適切な診察法を用いて，正常なり，異常なり，答えが分かっている方を診察し，「これが正常の所見」「これが〇〇音（異常所見）か」と言った経験を重ねてください．この時，大切なのは，その所見が教科書的にどう表現されているかを予め把握しておくことです．例えば，先ほどの背部の呼吸音の話で言えば，背部は両側肩甲骨の間以外の場所では肺胞呼吸音を聴取します．肺胞呼吸音はどのような音でしょうか？　正常では肺胞で高音域を中心に吸収され，吸気音は末梢側，呼気音は中枢側で発生するため，正常例では吸気音は低音域を中心に聞こえるものの，呼気音はわずかに聞こえる程度です．肺胞呼吸音はそう聞こえるという知識を前提として，正常例で聴診してください．知識なしにまっさらな気持ちで音を聴くのも大切ですが，知識と音をすり合わせてこそ，細かいところまで認識し，聞こえてきます．心音も同じです．正常の所見を繰り返し体験することで，正常ではない所見が分かるようになります．「捻髪音」など名前がついている異常所見を繰り返し体験することで，それを認識するのにどれくらい集中しないといけないかが分かってきます．

3）未診断の症例で診断を試み，裏を取る
　適切な診察法を行い，正常所見と異常所見を認識した経験があれば，未診

断の症例であっても診断ができるようになっていきます．最初は自身の判断が正しいか上級医からフィードバックをもらったり，弁膜症など超音波検査などで確認できるものは確認したり，自身の判断の確かさを高めてください．

4）同期や後輩，医学生に教える

　裏を取るまでもなく所見の判断に確信が持てるようになったら，ぜひ周りにその所見の取り方を教えてください．教えることで自分が分かっていないことも見えてきます．

▎3　身体診察セットを作る

　最初にお話しした通り，身体診察は臨床推論のツールです．入院時などの全身スクリーニングも兼ねた全身診察や，患者に安心いただくためだけの診察もありますが，基本的には鑑別診断なしの身体診察はありません．診断のためにいくつかの疾患や病態を疑って，診察をすることが多いはずです．例えば，呼吸困難の患者で急性心不全を疑ったら，心不全の有無を診るために末梢冷感や全身性浮腫，頸静脈怒張などを診にいくはずです．

　そこでお勧めしたいのが，**身体診察セット**の作成です．ショックであったり，胸痛であったり，それこそ心不全であったり，よくある症候・状態・病態・疾患に対して，事前にどういう身体診察をすべきか考え，漏れがないようにマイセットを作っておけば，いざその状況になった時に漏れなく診察することができます．

　一例として，皆さんがこれから頻繁に診ることになるであろう「入院患者の発熱」についての鑑別診断と，それをもとにした身体診察セットを挙げます（**表3**）．セットはこれで完璧というわけではないので，適宜鑑別診断や身体所見の内容を調整してください．

表3 入院患者の発熱セット

鑑別診断	細菌性肺炎, 尿路感染症, 胆道感染, 蜂窩織炎, デバイス感染, CD腸炎, 薬剤熱, 褥瘡感染, 深部静脈血栓症, 偽痛風, 深部膿瘍, COVID-19
とりたい身体所見	全身状態, バイタルサイン, 眼球結膜の黄染, 頸部リンパ節, 肺音, 心音, 腸蠕動音, 腹部の圧痛, Murphy 徴候, 直腸診, CVA 叩打痛, 仙骨部皮膚, 四肢の関節や皮膚, 下肢の浮腫, デバイス刺入部

　このようなセットを作り，繰り返し繰り返し診察することで，体を動かすことに頭を使わずに済むようになり，終始臨床推論を行いながら診察ができるようになります．

　繰り返す時に注意が必要なのは，繰り返していることがそのまま良くも悪くも癖になるということです．一連の動作の中で手を抜いている部分はそのまま手を抜くことが癖になりますし，セットに盛り込まなかった項目は普段しなくなり，身につかなくなります．

▌4　さいごに

　身体診察は秘伝のタレのようなものです．仕組みをよく理解し，繰り返すことで，徐々に体に染み込み，強力な武器になります．しっかり身につけるためには診察法の知識が重要です．なんとなくの診察を繰り返すことは避け，教科書で方法を確認しつつ，上級医からのフィードバックなどで判断の正しさを担保し，練習を重ねてください．日々の努力が将来の自分を作ります．

（橋本 恵太郎）

2-5　手技はどうすればうまくなる？

> ポイント
> ・手技には身につけるためのステップがある．
> ・まずは手技の概要と必要な物品を知り，手順と注意点を理解しよう．
> ・慣れるまでは指導医のもとで行い，できなかった点だけではなく，できていた点もフィードバックをもらおう．

1　研修医が身につけるべき手技

厚生労働省が定める研修医が経験すべき手技は下記の通りです．

気道確保，人工呼吸（バッグバルブマスク換気を含む），胸骨圧迫，圧迫止血，包帯法，注射法（皮内，皮下，筋肉，点滴，静脈確保，中心静脈確保），採血法（静脈血，動脈血），穿刺法（腰椎，胸腔，腹腔），導尿法，ドレーン・チューブ類の　管理，胃管の挿入と管理，局所麻酔法，創部消毒とガーゼ交換，簡単な切開・排膿，皮膚縫合法，軽度の外傷・熱傷の処置，気管挿管，除細動

※上記のうち，中心静脈確保，胸腔穿刺，腹腔穿刺以外が経験必須

　いずれも重要な手技です．臨床研修に臨むにあたり，プレッシャーの理由の一つが手技への不安だと思います．この節では手技をしっかりと身につけるためのステップを紹介します．すぐ実践できる内容を紹介しますので，ぜひよく読んでいただき，手技の習得に活用してください．

2 手技の身につけ方のステップ

1）手技の概要を把握する

当然ながら，まずは身につけたい手技を見学し，準備から片づけまでを含めた一連の流れをおおよそで良いので把握してください．

手技の一連の流れに適応と禁忌，代表的な合併症とその対応を含め，概要を理解することが最初のステップです．

2）必要な物品を把握する

手技そのものや片づけに使用する物品を，個数を含めて正確に把握してください．手技の途中で足りない物品を取りに行くことは基本的にできません．足りなくなりうる物品は予備を含めて用意することが大切です．

3）手順を把握する

手技を患者への声かけ，患者確認から始めて片づけまで1動作ごとに分解し，その順番を把握してください．手技の分解は自分で行うより，テキストにあたる方が安全で早いかと思います．

このステップは頭の中だけで覚えようとすると難しいので，見学を繰り返し，物品準備や道具出しを通じて体を動かしながら覚えてください．体を動かしながら覚えることで，その順番の合理性もよく分かるはずです．

4）手順ごとの注意点を把握する

各手順には必ず注意点があります．注意点とはいわゆるコツや合併症予防のポイントを含みます．注意点を把握することで，その手順の成功率を上げることができます．

静脈路採血で言えば，序盤の手順に「穿刺する血管の選択」がありますが，血管選択のコツは「触れる血管＞見える血管」です．触れるが見えない血管は深いところにあるだけで血管自体は太いので穿刺は容易ですが，見えるが触れない血管は見えているだけで血管は細い，あるいは虚脱しているので穿刺は容易ではありません．そして，血管選択における合併症予防のポイントは「動脈や神経に近い静脈を避ける」です．当然のことながらそれらに近い静脈を狙うと動脈損傷，神経損傷の可能性が高まります．

5）指導者のもとで手技を行い，評価を受ける

　概要を把握し，準備ができるようになり，手順と注意点を理解したら，指導者の監督のもとで手技を行いましょう．シミュレーターがあればベターです．

　このステップのポイントは評価の受け方です．できなかった点を指摘されるのは普通のことです．**できていた点も必ず教えてもらいましょう**．どの手順まではできていて，どの手順ができていなかったのか，できなかった理由は何で，どうすればできるようになるのかフィードバックをもらいましょう．手技を行ってから時間が立つと自分も指導者もすぐ詳細を忘れてしまうので，フィードバックはできるだけ早く受けましょう．フィードバックを受けたら直ちに改善するようにしましょう．

6）指導者がいない中で手技を行う

　指導者のゴーサインをもらってから，一人で手技を行いましょう（中心静脈路確保のように指導者の監督下で行うことが必須の手技もありますが）．一人で手技を行いながら，より成功率を高め，合併症を防ぐにはどうすれば良いかを考えましょう．この段階までくると，うまい人の手技を見ると，なぜうまいのか，ポイントが分かるようになるので，積極的にうまい人の見学をするようにしましょう．もちろん一人で手技を行って，不安があればいつでも指導者に相談してください．

7）後進を指導する

　この段階までくれば，その手技はほぼマスターしていると言えるでしょう．ぜひ後進を指導してください．そうすることで，自分に足りないところも見えてきます．

▌3　経験のチャンスを逃さないために

　中心静脈路確保や胸腔穿刺，腹腔穿刺などは比較的経験しづらい，チャンスがまれな手技と言えるでしょう．そうしたチャンスを掴むためには，日頃の準備が大切です．先ほどのステップの 1）〜 4）までは事前に準備しやすいので，そこまでは進めておきましょう．

　その他，研修開始時などで上級医に経験したい手技を伝えることは有効です．事前に伝えておくことで，自分の担当患者ではなくともその手技が行わ

れる時に声をかけてもらいやすくなります．声をかけてもらった時に「実は準備も手順も全く分かりません」では上級医にも患者にも失礼なので，上級医に声をかける前に勉強をしておきましょう．

▌4 さいごに

　手技習得への不安は誰もが持っています．手技は患者への侵襲が大なり小なりある行為ですし，不安があって当たり前です．不安解消のためには，手技を丁寧に理解し，着実に実践した経験を重ねることが一番です．成功の経験も大事ですが，失敗も大事です．なぜ失敗したかを理解し，次に活かしてください．

（橋本 恵太郎）

2-6　プロフェッショナリズムって学ぶもの？

ポイント

・プロフェッショナリズムとは，「自らの関与する分野における公益増進に対して全力で貢献する意思（commitment）を公約（profess）する」集団（プロフェッション）の流儀・主義ともいえる．
・医師のプロフェッショナリズムでは，「3 つの原則」と「10 のプロフェッショナルとしての能力に関する責務」が述べられている．

▎1　プロフェッショナリズムとは？

　「プロフェッショナリズム」という言葉は，医学生の頃から研修医になってもよく聞くものです．なんとなく「医師になったらプロフェッショナルとして振る舞わないといけないのかな」と考えていたかもしれません．ただ，この言葉には多くの意味が込められています．では，そのプロフェッショナリズムという言葉は，どのような意味を持つのでしょうか.

　まず，プロフェッションについて確認します．その一般的な定義は，

　複雑な知識体系への精通，および熟練した技能の上に成り立つ労働を核とする職業であり，複数の科学領域の知識あるいはその修得，ないしその科学を基盤とする実務が，自分以外の他者への奉仕に用いられる天職である．そして，その構成員は，自らの力量，誠実さ，道徳，利他的奉仕，および自らの関与する分野における公益増進に対して全力で貢献する意思（commitment）を公約（profess）する．この意思とその実践は，プロフェッションと社会の間の社会契約（social contract）の基礎となり，その見返りにプロフェッションに対して実務における自律性（autonomy）と自己規制（self-regulation）の特権が与えられる．

と記述されています（原文 [1]，邦訳 [2, 3]）.

この「自らの関与する分野における公益増進に対して全力で貢献する意思（commitment）を公約（profess）する」集団がプロフェッションであり，その流儀・主義自体がプロフェッショナリズムと言えるでしょう（**図 3**）.

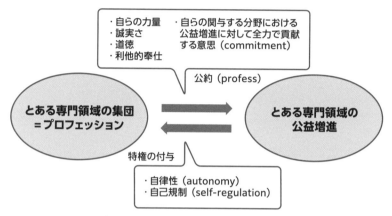

図 3 プロフェッショナルの専門領域に対する社会契約

2 医師のプロフェッショナリズム

それでは，医師のプロフェッショナリズムについて見ていきましょう．参考になるのは，欧米内科 3 学会・組織合同の『新ミレニアムにおける医のプロフェッショナリズム：医師憲章』です（**表 4**・**図 4**[3, 4]）．ここで具体的に原則と責務を提示しています．また，この中で「3 つの原則」と「10 のプロフェッショナルとしての能力に関する責務」が述べられています.

表 4 新ミレニアムにおける医のプロフェッショナリズム：医師憲章
〈3 つの原則〉

1. 患者の福利優先の原則	the principle of primacy of patient welfare
2. 患者の自律性に関する原則	the principle of patient autonomy
3. 社会正義公正性の原則	The principle of social justice

〈10 のプロフェッショナルとしての能力に関する責務〉

1. プロフェッショナルとしての能力に関する責務	Commitment to professional competence
2. 患者に対して正直である責務	Commitment to honesty with patients
3. 患者情報を守秘する責務	Commitment to patient confidentiality
4. 患者との適切な関係を維持する責務	Commitment to maintaining appropriate relations with patients
5. 医療の質を向上させる責務	Commitment to improving quality of care
6. 医療へのアクセスを向上させる責務	Commitment to improving access to care
7. 有限の医療資源の適正配置に関する責務	Commitment to a just distribution of finite resources
8. 科学的な知識に関する責務（科学的根拠に基づいた医療）	Commitment to scientific knowledge
9. 利害衝突（利益相反）に適切に対処して信頼を維持する責務	Commitment to maintaining trust by managing conflicts of interest
10. プロフェッショナル（専門職）の責任を果たす責務（仲間や後進の育成など）	Commitment to professional responsibilities

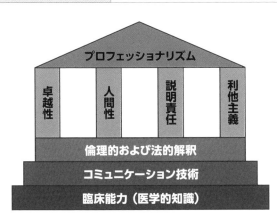

図 4 プロフェッショナリズムの定義

（大生定義 . 医学教育とプロフェッショナリズム . 日医大誌 . 2011; 7: 124-128 および Stern DT, ed. Measuring Medical Professionalism. Oxford Univ Pr, 2005 より作成）

3 プロフェッショナリズムは学ぶもの？

　私の考えでは，プロフェッショナリズムは学ぶものではなく，「気づき，自分の中に入り込んでいくもの」だと思います．この自己の気づき（self-awareness）は，医療の現場でよく経験されるものです．

　私は臨床研修医を対象としたモチベーション上昇プロセスに関する質的研究を行いました[5]．その中で，臨床研修医のモチベーション上昇は，主体的診療ができる診療環境やロールモデルの存在という外的要因から始まっていました．また，これらがきっかけとなり，自分自身の医師としての理想像と現実のギャップを認識し，内在化の過程で診療の主体性や責任感を自分のものにしていました（**図5**）[5]．

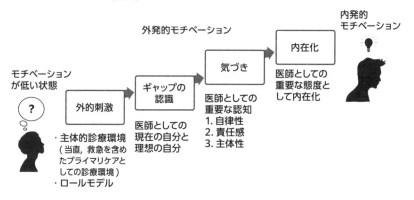

図5　臨床研修医のモチベーション上昇のプロセス
（Tokumasu K, et al. Processes of increasing medical residents' intrinsic motivation: A qualitative study. Int J Med Educ. 2022; 13: 115-123 の結果をもとに作成）

　この過程は，医師がプロフェッショナリズムを身につける過程に参考になるかもしれません．一つ一つの臨床経験を大事に，また仕事としてのやりがい，ゴールを含めたメタ認知のプロセスを行うことも大切な過程です．

4 プロフェッショナリズムの身につけ方

前述, **表3** 新ミレニアムにおける医のプロフェッショナリズム：医師憲章の〈3つの原則〉や〈10のプロフェッショナルとしての能力に関する責務〉は自分の中でしっくりきたでしょうか. 一般的で, 理想的な理念です. このような理想から自分自身を振り返って, ギャップがある時, すぐに行動を変えるのは難しいかもしれません.

そのような時, 大事になるのがロールモデルの存在でしょう. ロールモデルとは, 自分の考え方や行動のお手本となる人物のことです. 自分の目指すプロフェッショナリズムを体現したロールモデルを見つけ, その人物の具体的な行動を参考にするのも, 一つの選択肢でしょう.

5 さいごに

プロフェッショナリズムとは何か. 学べるもので, 学ぶべきものなのか……. それは医師11年目になった今でも考えていて答えの出ない問いです.

理念はとても素晴らしく理解できるのですが, すべての医師がそのような理想像を具現化できているかというと, そうではないように思います. もちろん私自身も未熟な点があり, 発展途上だと思っています.

そのような中で, 理想と現実が乖離したままで良いのでしょうか. むしろ絶対的な理想は理想として, 考えておいた方が良いのでしょうか.

私は, 研修医の時にある患者に出会いました. 原因不明の疼痛で苦しむ50代の女性で, 何年もいくつもの病院で精査を行っても原因不明のまま, 10種類近くの薬剤を服用していました.

「先生, なんとかしてください…….」

そう, 必死の状態で訴えられました. しかし, 「なんとかする」とはどういうことでしょうか. 完全に治すということでしょうか. それとも痛みをある程度良くして, 日常の生活ができるようにするということでしょうか.

その時, 私は自分のできる限りの文献検索と指導医への相談, 薬剤の投薬・理学療法などを試しました.

現在の医学では，説明できない領域もたくさんあります．解決できない問題もたくさんあります．その中で不確実な領域に対し，できる限りの専門知識を持って対応し，患者ケアの責務を追うことや，そのプロセス・態度自体が，医師として重要だと気づきました．その後，その私の気づきは，様々な患者との出会いの中で内在化していきました．

　「プロフェッショナリズムは学ぶもの？」というタイトルへの回答は「学ぶものではない．気づき，内在化していくもの」だと，私は思います．

【引用・参考文献】

1）Cruess SR, et al. Professionalism for medicine: Opportunities and obligations. Med J Aust. 2002; 177: 208-211.
2）野村英樹. 健康保険制度における「プロフェッションの自律」. 内科系学会社会保険連合ワークショップ「プロフェッショナリズムと保険診療」. 2008. https://cir.nii.ac.jp/all?q=http://www.naihoren.jp/gijiroku/gijiroku104/104gian3-1.pdf（2023年11月20日）
3）大生定義. 医学教育とプロフェッショナリズム. 日医大誌. 2011; 7: 124-128. https://www.jstage.jst.go.jp/article/manms/7/3/7_3_124/_article/-char/ja（閲覧日：2023年11月20日）
4）Stern DT, ed. Measuring Medical Professionalism. Oxford Univ Pr, 2005.
5）Tokumasu K, et al. Processes of increasing medical residents' intrinsic motivation: A qualitative study. Int J Med Educ. 2022; 13: 115-123.

（徳増 一樹）

2-7　EBM は研修医の味方！

> **ポイント**
> ・ 医学文献は経験不足を埋めてくれる研修医の味方である．
> ・ 適切な臨床疑問を立てることが問題解決の第一歩である．
> ・ サマリーやガイドラインからエビデンスを探し求めよう．

　今回は臨床研修の間に必ず習慣づけたい **EBM（Evidence-based medicine）** について解説していきます．EBM とは，患者ケアに最も適切なエビデンスを適応させていくことを指します．EBM は質の高い医療の実践には欠かせないスキルです．EBM の実践には医学文献を活用する能力が必要です．

　エビデンスや医学文献の活用について研修医に尋ねると，以下のような反応が返ってくることが多いです．

　・探し方が分からない
　・読み方が難しい
　・時間がかかる
　・現場の診療と乖離がある
　・専攻医や専門医になってから学ぶべきでは？

　多くの場合，研修医は EBM に苦手意識を抱えているように思います．確かに臨床現場のスピード感の中で EBM を実践することは簡単ではないでしょう．文献の取り扱いにも慣れが必要です．

　ですが，ここで研修医に声を大にして伝えたいことは**「医学文献は研修医の敵ではない．強い味方である」**ということです．それを説明するには，まずエビデンスが何であるかを理解することが重要です．

1 エビデンスとは何か？ EBM とは何か？

　そもそもエビデンスとは何でしょうか．エビデンスとは必ずしも医学文献や臨床研究だけを指しません．**「これが良い医療である」とする信念の根拠になるもの**すべてがエビデンスです．具体的に，エビデンスには臨床経験，専門家の意見，病態生理学的理解などが含まれます．事実，多くの医師は臨床経験や他者の意見を重要なエビデンスとして活用しています．また，臨床研究は臨床現場での疑問を今までの経験や病態理解から得られた仮説をもとに検証したものが多いです．つまり，**エビデンスとは基本的に患者ケアから医師が得た経験や学びに由来**しています．

　一方，当然ですが，研修医は臨床経験が乏しいです．一つ一つの診療行為に不安を覚え，自信がないと思うことも多いでしょう．経験は診療の中で培っていくものですが，その獲得には時間が必要です．よって，研修医がエビデンスとして活用できるのは，主に**他者の意見と医学文献**です．ほとんどの研修医はまず上級医や専門医へ相談し，診療方針に関して意見をもらうことが多いでしょう．確かに他者の意見を聞くのが問題解決までの時間が最も早いです．それは概ね正しい行為であり，それで十分良い患者ケアを行えるはずです．ただし，他者の意見だけを根拠にするのは EBM の原則からは不適切だということを知っておきましょう．

　EBM の原則は以下の 3 つです．

> 1. 質の高いエビデンスを統合したものが最良のエビデンス
> 2. エビデンスには質がある
> 3. エビデンスのみでは意思決定できない

　まず，エビデンスは単一のものよりは複数のものを照らし合わせて判断する方がいいということです．医師個人の意見はあくまで限られた経験あるいは偏った経験に基づいており，偶然やバイアスに影響されやすくなります．それに関連して，エビデンスには質があります（**表 5**）．前述した理由で，専門家の意見はエビデンスのレベルとしては最も低いものになっています．

単一の研究では，症例報告→観察研究→ランダム化比較試験の順で偶然やバイアスの影響を受けにくくなり，より信頼度が高くなります．メタアナリシスやシステマティックレビューは，それらのエビデンスを集めて解析したものであり，一般的には最もエビデンスレベルが高い研究ということになっています．

表5 エビデンスのレベル

レベル	種類	理由
低	症例報告 専門家の意見	偶然やバイアスの影響が大きい
↑	観察研究	数を集めることで偶然の可能性は減るが，バイアスにより影響されやすい
↓	ランダム化比較試験	バイアスの影響が少なくなる
高	メタアナリシス システマティックレビュー	質の良い研究を集めたもの＝最も質が高い

　もちろん，専門家の意見が役に立たないということは全くありません．多くの場合はそれで正しい答えが与えられ，問題なく診療を行うことができるでしょう．さらに，エビデンスのみでは意思決定はできません．患者の好みに加え，関連する医師の専門性や意見によっても治療方針は左右されるからです．

　まとめますと，研修医は経験不足から診療に根拠を持ちにくいですが，その経験不足を補ってくれるのが**エビデンス**です．専門家の意見は早い意思決定が可能ですが，**医学文献はエビデンスの質が高い**です．他者の意見だけを根拠にせず，医学文献の知見とも照らし合わせることでより質の高い診療を目指すことが可能になります．

　次は，EBM をどのように実践するかを解説していきます．主な使い方は**臨床疑問の解決**です．研修医がどのように臨床現場の中で医学文献を活用して疑問を解決すればいいかの概要をお伝えします．

2 臨床疑問の解決

1）臨床疑問をどのように決めるか？
　臨床疑問の解決は，適切な疑問を立てるところから始めます．ぼんやりとした悩みでは文献を探す場所も分からなければ，何を探せばいいかもはっきりしません．例を挙げて説明してみましょう．

例）生来健康な70歳女性の腎盂腎炎で，大腸菌の血流感染症あり．治療期間は14日間が予定されている．しかし，入院5日目にして患者はとても元気である．14日間より短く治療できないか．

　まずは**臨床疑問の分類**をします（**図6**）．

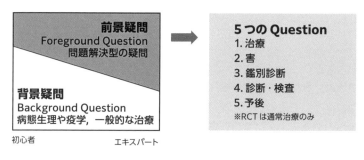

図6　臨床疑問の分類

　臨床疑問の分類では，まずその疑問を「背景疑問（Background Question）」と「前景疑問（Foreground Question）」に分けます．前者は病態生理や疫学，一般的な診断や治療に関わる疑問を指します．知らない分野を学ぶ時はまず思いつく疑問です．こういったものは一般的な教科書で解決することがほとんどです．

〈背景疑問の例〉
「市中肺炎の患者の一般的な起因菌は？」
「なぜループ利尿薬で低マグネシウム血症が起きるのか？」
「肺塞栓症の心電図所見は？」

　次に，これらの理解が進んでも，分からない疑問が出てきます．それが前景疑問です．これは「問題解決型の疑問」とも呼ばれ，臨床判断に直結する質問になります．

〈前景疑問の例〉
「市中肺炎の患者の抗菌薬は 5 日間より短縮できないか？」
「心不全患者の低マグネシウム血症はアウトカムに影響するか？」
「肺塞栓症のどの心電図所見が重症度と関連があるか？」

　これらの答えは一般的な教科書には書かれていないかもしれません．その場合，私たちは医学文献を探し，その結果を適応させようとします．なお，前景疑問は「治療」「害」「鑑別診断」「診断・検査」「予後」の 5 つに分かれます（**図 6**）．この中で，ランダム化比較試験が可能なのは一般的に治療だけです．本例の臨床疑問を分類すれば，**血流感染症を伴う腎盂腎炎患者の抗菌薬治療期間に関する前景疑問**ということになります．

　そして，**臨床疑問の定式化**を行います（**表 6**）．これは医学生の時にも習ったこともありますが，PECO（PICO）という形でまとめることが一般的です．

表 6　臨床疑問の定式化（例）

Patient 患者	成人，腎盂腎炎＋ GNR 血流感染症のある患者
Intervention 介入 Exposure 曝露	（7 日間など）期間の短い抗菌薬治療
Comparison 比較	14 日間の抗菌薬治療
Outcome 結果	死亡率や再発

2）エビデンスの探し方

　次に医学文献の探し方を説明します．他者の意見や教科書，参考書からも答えが分かることはあるとは思いますが，それは背景疑問や一般的な診療の範疇の時だけです．前景疑問が解決できない場合は，その根拠になる医学文献を探すことになります．

　では，あなたなら，まずどこから探しますか？　初めの一手としてお勧め**し・な・い・**方法は **PubMed から関連する研究を探す**ことです．なぜなら，ある一つの研究を探して，診療の根拠としようとする行為は以下の 3 つ理由で避けるべきだからです．

> 1. 単一のエビデンスよりも統合されたエビデンスが最良
> 2. エビデンスの質の評価（批判的吟味）は簡単ではない
> 3. 関連のない論文が多く，疑問を解決する論文が見つからない

　よって，エビデンスがまとまっており，一定の評価がなされている文献から探すべきです．そのためには，そのような**エビデンスのリソース（図7）**[1]が存在することを覚えてください．

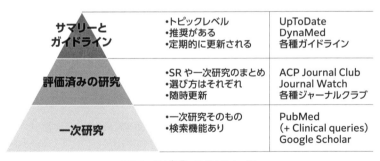

図7　エビデンスのリソース
(Guyatt G, et al. Users' Guides to the Medical Literature: A manual for evidence-based clinical practice, 3rd edition. McGraw-Hill, 2015 より作成)

　まず，文献を探す時は**「サマリー」**と**「ガイドライン」**から探しましょう．サマリーとは，様々な疾患に関するトピックのエビデンスがまとめられ

たいわゆる**「二次文献」**と呼ばれるものです．代表的なものは『UpToDate』，『DynaMed』，『今日の臨床サポート』などがあります．ガイドラインは，各学会や専門家集団が作成したある疾患に関するエビデンスがまとめられたものです．これらに共通するメリットは各トピックに関して具体的な推奨（Recommendation）が書かれていることであり，実臨床に生かしやすいという点が良いところです．欠点としては，頻度が高いトピックが扱われやすい一方で，まれなトピックに関しては記載が不十分であったり，答えが見つけられなかったりすることがあります．また，ガイドラインは更新頻度が遅く，古いものしかないこともあります．

　そうなれば，次は臨床疑問を直接に答えてくれる論文を探してみたくなります．その時でも，論文そのものをPubMedで探し始めるのはまだ早いです．どうせなら批判的吟味がなされており，評価が高い**評価済みの論文**を読むと良いです．評価済みの論文とは論文の批判的吟味を行ういわゆる**ジャーナルクラブ形式**でまとめられています．『ACP Journal Club』は有名なサービスですが，他にも様々な学会や団体がジャーナルクラブを実施し，その結果を公表しています．論文そのものを読むよりも理解が深まりやすく，臨床的にどのように応用すればいいかが分かりやすいでしょう．

　もちろん，すべての臨床疑問に関する論文が評価されるわけではありません．その場合は，PubMedなどで**一次研究**（論文）を検索することになります．その際には，システマティックレビュー，メタアナリシス，ランダム化比較試験などを優先的に検索しましょう．また，PubMedの機能では『**Clinical Queries**』という検索サービスが使いやすいです．検索に使いやすいフィルターが設定されており，検索が少し楽になります．

　では，例を通して考えてみましょう．ここでは具体的な内容よりは，どのように探すのかということをイメージさせることを目指して解説します．

　まずは，サマリーやガイドラインから答えを探してみましょう．ガイドラインやサマリーは疾患ベースで書かれていることも多いので，「urinary tract infection」や「gram negative bacillary bacteremia」といったキーワードで探してみましょう．そこで適切な回答を見つけることができれば，それ以上の検索は不要です．あまりうまくヒットしない場合は，評価済みの

論文を探してみましょう．その場合の検索語は上記の疾患に関するキーワードに加えて，「duration」「antibiotic」などのキーワードの追加が必要でしょう．さらに，そこでもうまく見つからない場合は PubMed などで文献を探してみましょう．Clinical Queries を使用すると質の高い論文をヒットさせやすくなると思います．

3）臨床疑問の答えとなりそうな文献と見つけた後は？

　次は，文献の批判的吟味が必要です．これをしっかりと行うためには幅広い知識が必要となるため，ここでは簡単に解説するにとどめます．そもそもサマリー，ガイドライン，評価済みの論文を読む限りでは，専門家が十分な批判的吟味を行っているため，研修医が改めて批判的吟味を行う必要はあまりありません．もし，批判的吟味を行う必要がある時は，以下の 3 つの項目を吟味することが一般的です．

> ・論文には深刻なバイアスが存在しているか
> ・どのような結果か
> ・患者ケアにどのように適応させられるか

　バイアスや結果の解釈では，それぞれの研究によって評価の方法が大きく変わります．以下に参考図書を書いておきますので，興味がある方はぜひ学んでみてください．

> **〈参考図書〉**
> 1）Guyatt G, et al. Users' Guides to the Medical Literature: A manual for evidence-based clinical practice, 3rd edition. McGraw-Hill, 2015.（EBM の成書．訳本もあります）
> 2）片岡裕貴．日常診療で臨床疑問に出会ったとき何をすべきかがわかる本．中外医学社, 2019.

3 さいごに

　医学文献は診療に根拠を与えるものであり，経験不足の研修医にとって大きな武器になります．研修医は教科書や参考書，サマリーやガイドラインを見比べて，診療のエビデンスを常に探し求めながら学んでいきましょう．その学びを続けることで，自身の診療に根拠を持たせられるようになり，他者の意見に依存することが少なくなります．自立した医師を目指す上で医学文献の活用は必須のスキルです．

（長崎 一哉）

2-8 院内勉強会やカンファレンスで発表する

ポイント
- 参加者のレベルに合わせて発表の題材を見つけよう．
- 「聴衆に伝えたいものは何か？」を意識して資料を作成しよう．
- 原稿を読まずに上手に伝えられるように練習しよう．

1　発表の題材を見つける

　研修医が発表を任される院内の勉強会やカンファレンスでは，**聴衆（他の研修医たち）にとって，臨床推論の学習を目的としていること**が大半です．なお，カンファレンスでは，医局内での患者の情報や治療方針の共有が主な目的のこともありますが，ここでは，**研修医が院内勉強会で発表を任され，自分で題材を見つけて発表するまでの過程**について解説していきます．実際，研修医が臨床推論の原則を，忙しい臨床現場だけで学ぶことは難しいです．院内勉強会やカンファレンスでの最大のメリットは，研修医一人が学びになった症例を皆で振り返り，学習した内容を共有することです．では研修医は，教育になるような症例をどうやって選べばいいでしょうか？

　まず，**聴衆のレベルを確認すること**が必要です．例えば，医学生や臨床研修が始まったばかりの研修医を対象にする場合は，よくある疾患（肺炎，脳梗塞，尿路感染症）やよくある症候（発熱，酸素化低下，血圧低下，意識障害など）について学習できるような症例が良いでしょう．
　臨床に慣れてきた研修医や専攻医を対象とする場合は，よくある症候で見逃すと危険な疾患（大動脈解離，心タンポナーデ，肺塞栓症）やよくある疾患の非典型的なプレゼンテーション（左下腹部痛の虫垂炎 [1]，皮疹のないラムゼイハント症候群 [2]），たまに診ることのある比較的珍しい疾患（収縮性心膜炎 [3]，敗血症性肺塞栓症 [4]）などが良いでしょう．
　もし様々なレベルの先生がいる集団を対象にする場合は，**参加者のレベルに合わせて学習ポイントを変えて提示する**と良いでしょう（例えば，医学生

や研修医1年目には問診や身体診察で取りたい所見を挙げさせる，研修医2年目には検査結果の解釈や鑑別診断を挙げさせる，専攻医には治療や正解が一つではないようなマネージメントの判断を問う）．

■ 2 発表の資料を作成する

　院内勉強会やカンファレンスでの発表における**症例提示の流れの一例**は，**表7**の通りです（鑑別診断を考えるタイミングは，4. Review of systems, 5. 身体診察，6. 検査所見などの後に入る形式もあり，指導医に確認をしましょう．また発表者が患者役となり，回答者が問診する形式もあります）．

表7 症例提示の流れの例

1. 主訴
2. 現病歴
3. 患者背景（既往，常用薬，家族歴，嗜好歴など）
4. Review of systems
5. 身体診察
6. 検査所見
7. プロブレムリストや症例のまとめ
8. 鑑別診断
9. 最終診断
10. 治療後の経過や転帰→（勉強会では）症例の解説

　勉強会では**聴衆に伝えたいものは何か**，意識しましょう．例えば，問診がポイントとなる症例では，最初の病歴の提示を最小限として，参加者に追加の問診事項を聞いて，様々な質問を確認できるようにします．また，鑑別診断が重要な症例では，プロブレムリストや鑑別診断に時間を割けるように，資料の枚数を調整できると良いでしょう．

　発表は何分あるのかを必ず確認し，1スライド1〜3分を目安に全体のスライド枚数を決めて作成します．実際，スライドが完成した後は，自分で発表の予行演習をしながら話してみて，スライドの枚数や文字数の調整をし

ましょう．カンファレンスでは発表時間によって，ショートプレゼンにするのか，フルプレゼンなのか，当日のあらゆる状況でもすらすらと話せるよう，準備をしましょう．

　院内の勉強会では，発表した症例について解説を作成する際に，どのような文献を引用するかがポイントとなります．ここでありがちなミスとして，様々な文献や書籍を読み込みすぎてしまうと，色々聴衆に伝えたくなってしまいます．改めてもう一度意識してもらいたいことは，**「聴衆は誰で，何を伝えたいのか？」**です．今回の発表で伝えたい学習ポイントを裏づける根拠の文献が見つかれば，それで十分だと思います．その文献を自分のスライドに，必ず引用文献として提示しておきましょう．初めは難しいかもしれないので，学習ポイントを含めた症例選びの段階から指導医の助けを借りることも大切だと思います．

　またスライドのデザインに関しては，『学会発表，プレゼンに自信がもてるスライド作成テクニック100』（南山堂）など[5, 6]を参考にしてください．パワーポイントで作る場合，本文のフォントサイズは24〜36，行数は4〜5行以内（症例解説のような文字だけのスライドの場合）で収まるようにしましょう．また，タイトルは症例に関するような写真を背景にして，その上に半透明のレイヤーを使用し，その上から大きなタイトル文字を作ると，見栄えのあるものになります（**図8**）．

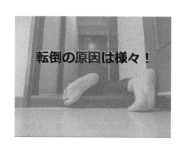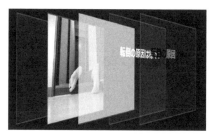

図8　魅力的なタイトルのスライド例
最下層に絵，中間層に半透明の壁紙（灰色），最上層にタイトルの文字（白）を入れる．

▌3 発表当日に取り入れたい工夫

　発表の内容と同じくらいか，それ以上に，**伝え方**はとても重要です．実際に話している内容と，スライドの内容や聴衆の視界に入っているものが一致するように，話すスピードにも気をつけてみてください．特に**原稿を読まずに，聴衆の顔を見ながら発表できるようになること**が理想的でしょう．日々のカンファレンスでは，「えーと」や「あのー」などのつなぎ言葉を話さないように，何回も練習しましょう．どうしてもつなぎ言葉が出てしまう方は，**数秒間の沈黙を作る**ように意識すると良いでしょう．事前に**自分のプレゼンテーションを録画して見てみる**ことで，自分がうまく話せているか，抑揚がついているか，話している内容が聞いていて頭に入ってくるか，自分自身で確認することができます．さらにプレゼンテーションを勉強したい方は『あの研修医はすごい！ と思わせる 症例プレゼン～ニーズに合わせた「伝わる」プレゼンテーション』（羊土社）[7] を参照ください．

　勉強会の発表では，さらに取り入れたい工夫がいくつかあります．例えば，勉強会では，**参加者の興味を引きつけ，維持すること**がとても大事です．聴衆の集中力は 10 ～ 20 分程度で低下すると言われています．そこで，途中，**クイズ**（「追加の問診事項は？」など）や，**グループワーク**（鑑別診断を皆で考えるなど），**Think-Pair-Share**〔プレゼンターからの問いかけに対して，まず一人で考えて（Think），その後ペアで共有・議論し（Pair），その内容を全体で共有（Share）してもらう方法〕を取り入れ，インテラクティブな発表を心がけることで，低下した聴衆の集中力を改善することができると言われています．
　またカジュアルな勉強会であれば，**オーディエンスレスポンスシステム**（参加者がリアルタイムで投票できる機能やアプリケーションを指します．例：CommentScreen，Slido など）を利用すると，内向的な参加者にも，匿名性を保ったまま積極的な参加を促すことができ，聴衆の満足度は高くなると思います．
　レクチャーの事前配布資料を用意する場合は，講義スライドをただ印刷して事前に渡すだけではなく，話のポイントを明確にするようにシンプルな配布物を作り，特に学んでもらいたい箇所については空欄にして配布しておくことで，聴衆の集中力を高めることがポイントです．

4　さいごに

　たくさんの聴衆の前での発表は，多くの研修医は何回も経験してきたことがあるのではないでしょうか？　うまく発表ができる方と苦手な方，色々な方がいると思いますが，上記に述べた点を意識して，発表の題材探し，資料や原稿作成に取り組んでいただければ，あなたの発表はさらに磨きがかかるのではないかと思います．

　そして，資料を作ることにかけた時間と同じくらい，口頭で練習する時間を作ってみてください．どんなに良い資料をつくっても，伝え方が悪ければ伝わりません．逆に発表が上手であれば，良い発表だったという印象を聴衆に与えることができます．院内勉強会やカンファレンスでは，伝え方や話し方が資料や原稿の作成以上に重要になります．

※なお，本稿の勉強会の準備，発表については，文献 8 を参考にしました．

【引用・参考文献】

1）Otsuka Y, et al. Left-sided appendicitis due to situs inversus totalis. Clin Case Rep. 2021; 9: 1791-1792.

2）Nishizawa T, et al. Atypical Ramsay Hunt syndrome (zoster sine herpete) with otitis media. J Gen Fam Med. 2021; 22: 344-346.

3）Nishizawa T, et al. Constrictive pericarditis 20 years after surgical aortic valve replacement. J Gen Fam Med. 2021; 23: 122-123.

4）Nishizawa T, et al. Septic pulmonary embolism caused by *Pseudomonas aeruginosa* after a CO_2 laser surgery for rhinitis. BMJ Case Rep. 2019; 12: e228420.

5）石木寛人 . 学会発表 , プレゼンに自信がもてる スライド作成テクニック 100. 南山堂 , 2021.

6）Antaa Slide. 医師医学生のためのスライド共有 . https://slide.antaa.jp/（閲覧日：2023 年 11 月 20 日）

7）松尾貴公 , 他 . あの研修医はすごい！と思わせる 症例プレゼン〜ニーズに合わせた「伝わる」プレゼンテーション . 羊土社 , 2019.

8）野木真将 , 他 . チーフレジデント直伝！デキる指導医になる 70 の方法：研修医教育・マネジメント・リーダーシップ・評価法の極意 . 医学書院 , 2022.

（西澤 俊紀）

2-9　医学生や後輩に指導できますか？

> ポイント
> ・年次が近いからこそ教えられることがある．
> ・指導の目標は学習者の「行動変容」．
> ・自分の学びにつながればそれが一番．

1　研修医が指導することはあるのか？

　諸外国での調査では医学生はいわゆる「指導医（Faculty）」よりも「研修医（Residents）」と過ごす時間が多く，最も重要で印象に残った臨床教育をしてくれたのは「研修医（Residents）」であったと報告[1-3] しています．指導医たちは臨床業務だけでなく院内のその他の業務などもあり，なかなか教育に時間を割くことが難しいという現実もあり，若い世代が提供する臨床教育の重要性は増してきており，若い世代の皆さんが系統立てて教え方を学び，それを後輩や学生に提供することは，思っている以上にインパクトがあります．そういったことからアメリカやイギリスなどでは，若手医師の習得すべき能力として，同僚や学生を教えたり監督したりすることを記載[4,5] しています．

2　近い年次の者が指導するといいことがあるのか？

　"教わる"という切り口で考えた時，ベテランの医師と学年の近い医師の違いはどんなところにあるのでしょうか．学年の近い医師に教わる一番のメリットは**「何が分からないかが分かる」**というところです．ベテランになってくると，その分野のエキスパートになっており，初学者たちが何に困り，何につまずくかということが分からなくなってしまいます．一度，自転車に乗れるようになってしまうと，どうやって乗れるようになったかを思い出せず，自転車の乗り方を教えるのが難しくなるのと似たような現象ですね．その点，学年の近い医師たちは，自身が数年以内に似たような経験を経てきています．また，まだ自分自身もその分野について勉強中であることも多いた

め，初学者が何について分からないか，どこでつまずいたかなどが把握しやすいのです．そして，それを踏まえて，教育内容や方法を考えられます．

そういった点から年次の近さは有用です．ベテラン医師たちは時間に追われていることが多く，ちょっとしたことなどを聞くことはなかなか難しいです．その点，時間的な面からも，場所的な面からも，年次の近さは比較的話しかけやすく，教わりやすい状態で，教育に必要な"心理的安全性"を担保しやすいです（**表8**）．

表8 ベテラン医師と年次の近い先輩医師による教育のメリット・デメリット

	メリット	デメリット
ベテラン	・知識がたくさん ・経験豊富	・教育にかける時間がない ・何が分からないかが分からない
先輩	・比較的教育にかける時間はある ・何が分からないかが分かる	・知識・経験はベテランには劣る

3　実際に何をしたら良いのか

日本では2023年現在，教え方を学ぶという試みはあまりメジャーではありません．しかし，例えば北アメリカでは各研修プログラムに「Residents-as-Teachers program」という若手医師向けの指導力向上の試みが必修化されています[6]．その試みの中で，下記のような項目が身につくように調整されています（**表9**）．

表9 Residents-as-Teachers program

・フィードバックの仕方	・臨床現場での監督の仕方
・困難な状況の導き方	・ベッドサイドでの教育手法
・リーダーシップ	・チームダイナミクス
・手技の教え方	・困難を抱える学習者に気づく方法
・小さなグループでの議論の促し方	・困難な学習者への対応
・動機づけの仕方	・メンタルヘルスの保ち方
・レクチャーの仕方	

こういった項目を，入職時のオリエンテーションの際にまとめて教えられたり，1 年間にわたって経年的に学んだりするなど提供の仕方は様々ですが，医学生や後輩・他職種などを指導するスキルの向上を図られています．

では，実際にどのようなことができれば，年次の近い医師の教育力を最大化できるのでしょうか．実際に役立つのは，やはり**「目の前の後輩や学生を直接指導する」**ことです．その中でも核となるフィードバックについて，以下で詳しく紹介します．

フィードバックとは，対象者の"内省"を促す試みのことです．フィードバックには，**表 10** の 2 種類があります．

表 10 フィードバックの種類

Positive feedback	学習者の行動や思考を直接的に観察・確認した上で，学習者の理解の確認を行い，それが正しければ正しいことを伝える
Negative/Constructive feedback	修正が必要であれば修正が必要なことに気づかせるように行動し，一緒に修正プランを考える

また，具体的な手法として「5-micro skills」という手法が有名です．臨床業務中は多忙であり，教育に割ける時間は限られてしまいます．そういった忙しい中でもフィードバックするために，**表 11** の 5 つの点を実行することで，時間をかけすぎずにフィードバックをすることができます．

表 11 5-micro skills

1. Get a Commitment	考えを述べさせる	例）どんな検査したいと思う？
2. Probe for supporting evidence	根拠を確認する	例）どうしてそう思ったの？
3. Reinforce what was right	できたことを承認する	例）事前確率が設定できているね!
4. Correct mistakes	間違いを気づかせる	例）〜には触れていなかったね
5. Teach general rules	一般論を教える	例）こういう時は〜だね

注意点としては，**"フィードバック"**をすることが正しい対象者・タイミングであるか確認することです．まだ対象者が内省できるレベルではない，例えば全くその分野の知識がないなどの場合は，フィードバックで気づかせる前の段階です．そのため，その状況では，まだ知識がないことに気づいてもらうような教えが必要になります．また，例えば後輩に教えようと思っても，その後輩が非常に忙しく次の業務がたくさんある中だと，フィードバックしても気がそれて何も入らない・残らないという状況がありえます．このような点に注意しながら，適切にフィードバックしていきましょう．

▍4　教育の目標とは

　ここまで「教える」方法についてお話ししてきましたが，そもそも「教育の目標」とは何なのでしょうか．学生や研修医時代は，教え方を学ぶと「教育すること」自体が目標になってしまうことは往々にしてあります．求められていないレクチャーを長々としてしまったりして，教える側の自己満足で終わってしまうのはなるべく避けましょう．対象者が「レクチャーしてもらえて，とても勉強になった」と満足すること，そして，できれば対象者の「**行動が変わる**」ことを目標にできると，良い教育ができたと言えるでしょう．教育する際は，この点ができているかどうかを評価しながら，自身の教育を省みる機会を持つとより良いと思います．

▍5　さいごに：ともに成長できる存在として

　医師・医療者という職業は，ずっと学習を続けていく必要があります．特に，研修医など，年次が若い時は，自分自身も知らないこともたくさんあると思います．後輩や学生と触れ合い，臨床の疑問が生まれることは学習のチャンスでもあります．また，学習したことを誰かに伝えることは，その対象者の学習につながり，さらに自身の成長にもつなげることができます．うまく教えることができなかったとしても，教えるために学習したことは，間違いなく自身の成長の糧になります．教えることを重く感じすぎず，一番関係性の近い指導者として，後輩や学生とともに成長できるような場づくりができると良いと思います．

【引用・参考文献】

1) Ramani S, et al. Residents as teachers: Near peer learning in clinical work settings: AMEE Guide No. 106. Med Teach. 2016; 38: 642-655.

2) Aba Alkhail B. Near-peer-assisted learning (NPAL) in undergraduate medical students and their perception of having medical interns as their near peer teacher. Med Teach. 2015; 37 Suppl 1: S33-39.

3) Remmen R, et al. An evaluation study of the didactic quality of clerkships. Med Educ. 2000; 34: 460-464.

4) ACGME. Common Program Requirements (Residency). 2022. https://www.acgme.org/globalassets/pfassets/programrequirements/cprresidency_2022v3.pdf（閲覧日：2023 年 11 月 20 日）

5) General Medical Council. Outcomes for graduates 2018. https://www.gmc-uk.org/-/media/documents/outcomes-for-graduates-2020_pdf-84622587.pdf（閲覧日：2023 年 11 月 20 日）

6) Al Achkar M, et al. Changing trends in residents-as-teachers across graduate medical education. Adv Med Educ Pract. 2017; 8: 299-306.

（小杉 俊介）

コラム **2**　症例ログを作ろう！

　研修が始まったら，症例ログをぜひ作ってください．症例ログとは，症例の ID や年齢，性別，診断名などの記録です．症例ログを記録し続けることで，学習課題の発見やのちの振り返り，学会発表の題材探しなどにとても役立ちます．

1. 症例ログに何を書くか

　記載項目は，ログ作成を長く続けることを優先して設定しましょう．たくさんの記載が必要になるほど，長続きしなくなります．

　代表的な項目は日時，ID（※院外への持ち出し厳禁），年齢，性別，主訴，背景，診断，経過，転帰，備考です（**表12**）．治療は経過に含みます．備考には学習課題や，診療時の感情などを自由に書きます．

　項目の設定は皆さん次第ですが，お勧めは，初期診断と最終診断です．ここで言う初期診断とは初療時に自分が最も疑った診断名です．最終診断はその後に確定した診断名です．両者が一致することもあれば，全く異なっていることもあるでしょう．異なっていた時にその理由を備考欄に記載すると，診断力をどんどん高めることができます．

表12　症例ログの例

ID	年齢	性別	主訴	背景	初期診断	最終診断	経過	転帰	備考
XXXX	50	男性	胸痛	糖尿病	胸膜炎	帯状疱疹	バラシクロビル処方	帰宅	背部に皮疹があった

2. 症例ログをいつ書くか

　病棟，一般外来，救急外来，あらゆる場での皆さんの経験を忘れないうちに記載してください．翌日に持ち越すと色々忘れてしまいます．

3. 症例ログをどこに書くか

　ID をはじめ個人情報保護の観点とアクセスの良さから，診療に使うパソコンの共有フォルダ内に作成することをお勧めします．

（橋本 恵太郎）

第3章

研修医は
医療従事者

3-1 良い医療ってどんな医療？

> **ポイント**
> ・医師は高い臨床能力と患者の利益を優先する道徳的規範を持ち，周囲の信頼を得られる存在である．
> ・患者は医師に高い専門性を有していること，自律性と人間性を尊重するような対人関係スキルを発揮すること，そして短期的な関係を望む傾向にある．
> ・良い医療とは，健康アウトカムを改善させることができる根拠に基づいた費用対効果の高い医療である．

　研修医は医師免許を持っており，医師という医療従事者・医療専門職の一員です．研修医と医学生はその点において明確に異なります．研修中ではあるものの，医師という自覚を持ち，日々の診療に従事することが求められます．

　第 3 章ではその全体を通じて，良い医療を実践するための具体的な方法について解説していきます．早速，ここでは，**「良い医師とはどんな医師なのか？」「良い医療とはどんな医療なのか？」** ということを考えてみたいと思います．理想的な医師像や医療の形を理解することは，日々の診療の指針となるはずです．

1 医師という職業

　まず，理想的な医師像を，医師とはどのような職業であるかを手がかりに考えてみましょう．医師法第一条では，「医師は，医療及び保健指導を掌ることによつて公衆衛生の向上及び増進に寄与し，もつて国民の健康な生活を確保するものとする．」と記述されています．これを端的に言えば，医師とは「人々をより健康にするための職業」だということになります．ただ，これだけでは他の医療職との違いがよく分かりません．その違いは主に 2 つです．一つは，**医師は医療従事者の中で医療行為（法的には医行為）を行うことができる**存在だということです．医療行為とは医学的判断および技術がなければ，人体に危害を及ぼすことがあるものを指します．研修医が行う手

技や投薬，そして診断行為の多くは医療行為にあたります．そして，2つ目は，**医師は医療従事者で構成される医療チームのリーダー**であるということです．多くの診断や治療行為の過程は複雑なものであり，単独で実施できるものではありません．医師は医療チームに指示を与え，患者の診療を進めることができる存在です．

よって，医療従事者という専門職の中でも，さらに医師は特別な権利を有する存在です．そのような存在であるには，医師は患者，社会，そして他の医療従事者からの**「信頼」**を得る必要があります．その信頼を裏づける価値観や行動規範などが**「プロフェッショナリズム」**（第2章 2-6「プロフェッショナリズムって学ぶもの？」／→ p.47参照）と呼ばれるものです．プロフェッショナリズムとは臨床能力・コミュニケーション技術・倫理的/法的解釈の土台の上に，**卓越性，人間性，説明責任，利他主義**の4つの柱を掲げた概念でよく説明されます（→ p.49）．医師は特別な権利を与えられる一方で，プロフェッショナリズムによる応答をする義務を持っています．

医師の職業的背景から考えれば，**医師は高い臨床能力と患者の利益を優先する道徳的規範を持ち，周囲の信頼を得られる存在**であるべきです．

▌2　患者にとってどんな医師が良い医師か？

次は，より現実的な形で考えてみましょう．患者はどのような医師を良い医師だと考えているでしょうか．あなたが病院に行き，医師に受診する時に何を望むでしょうか．

- ・急な受診や予約に対応できる
- ・十分な診療時間が確保されている
- ・高い臨床能力を有しており，治療が効果的である
- ・コミュニケーションや対応が親切で丁寧である
- ・意思決定が一方的でなく，こちらの希望を汲んでくれる

人により違いはあるでしょうが，上記のような希望が多くの患者が望むことだと思います．ただ，その中でどれを優先事項と考えるかは知っておきたいところです．

実は患者がどのような医師を良い医師と考えるかについての研究は多くはありません．ここでは，シャットナーらがイスラエルで 2005 年に実施した研究を紹介しましょう [1]．この研究では，医師の専門性，患者の自律性，人間性の 3 つのドメインから構成される 21 の医師の属性の中から重要と考える属性を 4 つ選んでもらっています．結果として，上位 5 つの属性は，**十分な経験がある（50％），忍耐強く急かさない（38％），十分な情報提供（30％），注意深さ（30％），患者の興味を重視（29％）** でした．下位 5 つの結果は，慎重さ，共感，研究，フレンドリーであること，教育的であることの 5 つでした．ドメインとしては，**患者の自律性** のドメインが 3 つのドメインの中から最も多く選ばれたようです．国も時代も違いますので，必ずしも現在の日本の患者に当てはまらないかもしれませんが，いくつか参考になる点があります．

　まず，当然といえば当然ですが，患者は**医師の臨床能力**に期待を持っているということです．**十分な経験があることは医師の臨床能力を保証する**と患者が考えることは自然です．次に，患者は**対人関係スキル**にも関心を持っています．しかし，それは必ずしもフレンドリーで話しかけやすいなどというものではなく，**患者の自律性や人間性を尊重する形で発揮されてほしい**と考えているようです．最後に，医師が重要だと考える属性の一部（慎重さ，共感，患者教育）を患者は重要だと考えていません．これがなぜなのかあくまで考察ではありますが，健康問題を解決する上で即応性がなく，長期的な患者医師関係を前提にした考え方からだと思います．医師と患者が何を優先順位と考えるかには違いがあり，患者は医療に対して十分な情報を持った上で**消費者であること**を望み，医師は長期的な関係を望むとする指摘もあります [2]．

　よって，**患者が望む理想的な医師像とは，医師としての十分な専門性を有し，かつ患者の自律性や人間性を尊重する形でコミュニケーションスキルを発揮できる医師**と言えるでしょう．また，患者は医師患者関係においては長期的な関係より，消費者としての**短期的な関係を望む傾向にある**ようです．

3　医療システムが目指すべき「質」と「価値」

　最後に，少し広い視点で考えてみましょう．冒頭でもお話しした通り，医師が一人でできる医療行為は限られています．しかし，医師は一人の患者だけでなく，多くの人の健康を増進する必要があります．病院には多くの医師と医療従事者が存在し，日々患者に多くの医療を提供しています．そして，

医療圏という地域ごとでの医療提供単位もあります．それらの病院や医療圏などの医療システムが「良い医療をしているか？」はどのように評価されるべきでしょうか．

　医療システムにおける良い医療とは，**「質（Quality）」**と**「価値（Value）」**という2つの概念で表現することができます．医療の質とは，患者が受ける医療サービスのレベルを表します．具体的には，**「提供している医療サービスが患者や集団が望む健康アウトカムを，最新のエビデンスに基づき，どの程度達成させることができるものなのか？」**ということを指します[3]．つまり，どれだけ多くの医療サービスを行っていても患者の健康増進につながらなければ意味がありません．また，良い医療を行っていたとしても，その医療へのアクセスが限定されていれば，集団が望む健康アウトカムは達成できません．質の高い医療とは，以下の7つの概念で説明されます（**表1**）．

表1　質の高い医療

1. 効果的	根拠に基づく医療を，必要な人に提供する
2. 安全	医療により起こりえる危害から人々を守る
3. 患者中心性	人々の好み，ニーズ，価値観に対応する
4. 適時性	待ち時間を減らし，受診の遅れによる害を防ぐ
5. 平等性	年齢，性別，民族，地理的位置，社会経済的地位の違いによる差を作らない
6. 統合	どの医療者や施設であっても，人生を通じて質の高いケアが受けられる
7. 効率的	利用可能な資源の利益を最大化し，無駄を省くこと

　一方，医療における価値とは，医療サービスの費用対効果を意味する概念です．知っての通り，日本においても高い医療費が問題となり，医療の持続可能性について懸念があります．価値の高い医療とは，**期待される健康アウトカムを達成するためのコストが低い医療**を指します[4]．反対に，健康アウトカムにつながらない医療や，高額な割に健康アウトカムへ与える影響が少ない医療は価値の低い医療と考えられます．価値を優先する医療システムは，経済的負担を最小限に抑えながら，人々に質の高い医療を提供することを目指します．

ここでの１つの結論として，医療システムにおける「良い医療」とは，**健康アウトカムを改善させることができる根拠に基づいた費用対効果の高い医療**を提供することであると言えます．質と価値のバランスを取ることで，医療システムはすべての人に最良の医療を提供することができるのです．

■ 4　さいごに

　ここでは「良い医師・良い医療」について複数の観点から解説しました．医師として働くことになる研修医には以下の 3 つを心にとどめておいてほしいと思います．

　まず，医師の本質は**信頼される**ことです．患者や家族はもちろん，周囲の医療従事者からも信頼されることを目指しましょう．知識やスキルを成長させ，道徳的にもよい振る舞いを行いましょう．

　次に，**相手の立場に立ったコミュニケーション**を心がけましょう．必ずしもすべての患者はフレンドリーな対応を求めていません．相手の人間性や自立性を重んじる形でプロフェッショナルなコミュニケーションを目指しましょう．

　最後に，**医療の質や価値を意識**しましょう．あなたとあなたのチームが行う医療は患者の健康アウトカム改善につながっていますか？　費用対効果はどうでしょうか？　そのような視点も，ぜひ研修医の時から取り入れていただきたいと思います．

【引用・参考文献】

1）Schattner A, et al. Good physicians from the perspective of their patients. BMC Health Serv Res. 2004; 4: 26.

2）Coulter A. Patients' views of the good doctor. BMJ. 2002; 325: 668-669.

3）WHO. Quality health services. 2020.
https://www.who.int/news-room/fact-sheets/detail/quality-health-services
（閲覧日：2023 年 11 月 20 日）

4）Porter ME. What is value in health care? N Engl J Med. 2010; 363: 2477-2481.

（長崎 一哉）

3-2　診断エラーをどう防げるか？

> ポイント
> ・個人の知識・技術不足が，診断エラーの原因になることはほとんどない.
> ・自分が陥りやすい認知バイアスをメタ認知（自己観察）することが，診断エラーを防ぐ方策の一つである.
> ・「To Err Is Human（人は誰でも間違える）」絶対に間違えない人間など存在しないのだからこそ，失敗を成長の糧と見ることが大切である.

1　はじめに

　皆さんが研修医として病院で活躍する中，「やってしまった」と感じた診断エラーの経験はありますか．これは誰しもが通る道で，その結果として引き起こされるネガティブな感情は，誰もが共感できるものだと思います.

　そこで問われるのは，「どうすれば診断エラーを防げるのか」ということです．皆さんの中には，病気の勉強を一層深めることが解決策であると思う方も多いでしょう．実際，医学を学び，新しい病態生理を覚えることで，医師としての技術や知識は確実に成長します．しかし，診断エラーの防止にはそれだけでは足りません.

　驚くべきことにグラバーによれば，個人の知識・技術不足による診断エラーは，わずか4%でしか出現していなかったとのことです[1]．それにもかかわらず，エラーが起こった際にはしばしば個人の責任に問題が落とし込まれます．こうした状況を改善するためにも，診断エラーの真の原因を理解し，その対策を立てることが求められます.

　診断エラーの防止に役立つ重要なキーポイントは**「認知バイアス」**の理解です．認知バイアスとは，私たちの思考プロセスに潜む偏見や誤解を指します．このバイアスを理解し，自分自身の思考の癖に気づくことが，診断エラーを未然に防ぐ道となるでしょう.

　ここでは，診断エラーはどうして起こるのかについて触れながら，診断エラーの大きな要因の一つである認知的要因を説明します．最後には，診断エラーの真の原因を理解し，その対策を立てる実践的手法を説明します.

2 診断エラーはどうして起こる？

診断エラーを語るためには，私たちの診断がどのようなプロセスで行われているかを言語化する必要があります．

全米医学アカデミー（National Academy of Medicine）によれば，診断プロセスは「患者が医療機関を受診し，情報を収集し，それを統合・解釈し，暫定診断を下す」と表現されています[2]．このプロセスのどこかで問題が生じた時，診断エラーが発生します．

グラバーらによる研究では，100例の診断エラーの原因分析を行ったところ，74%のエラーが認知的要因（早期閉鎖や利用可能性ヒューリスティックスといった認知バイアス）によるものであることが明らかになりました[1]．また，1例の診断エラーには平均で5.9個の要因が関与していました．つまり，診断エラーの原因は複合的であることが分かります．

その中でも，認知バイアスとして「早期閉鎖」が最も多く見られました．これは，ある診断に達した後に他の可能性を考慮することをやめてしまう状況を指します．また，「利用可能性ヒューリスティック」（自分が経験したり，見聞きしたりすることがあるため，想起しやすい疾患を診断として考えてしまう認知バイアス）や，「感情バイアス」（患者に対して抱く陽性感情や陰性感情によって正常な思考プロセスが妨げられる認知バイアス）もあります．

そのため，自分の陥りやすい認知バイアスに気づくこと，そして診療の中で自分の思考過程をメタ認知（自己観察）することが，診断エラーを防ぐためには重要となります．自分の陥りやすい認知バイアスに気づくためのヒントは，実は自分自身の診断エラーの中にあるのです．

3 診断エラーが起こってしまったら

診断エラーは避けられることが最善ですが，万が一起こってしまった場合，私たちはどう対応すべきでしょうか．その答えは，ミスを隠さず，適切に報告し，なぜ自分がそのエラーを犯したのか，エラーに隠された根本的な原因を見つけ，次に同じ状況に遭遇した時に同じエラーを繰り返さないこと，それが最も重要です．

しかし，素直に振り返ってみても，自己責任を感じたり，一見エラーの原因に見えるが，そうでない要因に目が行きがちです．例えば，A医師が尿路感染症をCOVID-19と誤診した場合を考えてみてください．一見，A医師

の医療能力の問題ではないかと思うかもしれません．しかし実際には，患者の家族全員が COVID-19 を発症していたという情報があったとしたらどうでしょう．その情報によって A 医師は COVID-19 を早急に疑ってしまったわけです．このように，一度ある診断に行きついた後で，他の診断の可能性を考えなくなることを「診断の早期閉鎖」と呼びます．

　このような根本的な要因を見つけ出すための適切な診断エラーの振り返りのタイミングや体系的な方法が存在します．それを理解し，自分自身のケースに適用して，明日からの診療に活かすことができれば幸いです．ここでは，体系的な方法の一つである「認知的剖検手法」について説明します．

　診断エラーを振り返る適切なタイミングとは何でしょうか．診断エラーが起こった直後は，精神的に動揺しているため，振り返ることに抵抗感を持つことでしょう．まずはしっかり休息を取り，十分な睡眠を確保することが大切です．そして記憶が鮮明なうちに，できる限り早く振り返るようにしましょう．初めて振り返る時は，他者とのディスカッションを避けることも重要です．
　また振り返りの際には，「病院総合診療医学会 良質な診断ワーキンググループ」が作成した「診断エラー学的 5 minutes reflection シート（学習者用）」（**図 1**）を用いると，振り返りがスムーズに行えます．その日 1 日を振り返り，どんな出来事があったか，その時何を考え，何を感じ，周囲の状況はどうだったかを書き出しましょう．

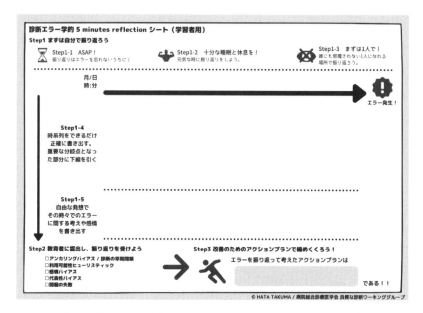

図 1 診断エラー学的 5 minutes reflection シート（学習者用）
※図 1 のシートは，金芳堂 HP からダウンロードできます．

書き終えたら，信頼できる上級医や同僚とディスカッションを行いましょ
う．その際には，「診断エラー学的 5 minutes reflection シート（教育者用）」
（**図 2**）を相手に渡すと良いでしょう．このシートを用いることで，診断エラー
の振り返りに慣れていない人でも，スムーズに振り返りを終え，次回の診療
までのアクションプランを立て，明日からの診療の質を向上させることが可
能になります．

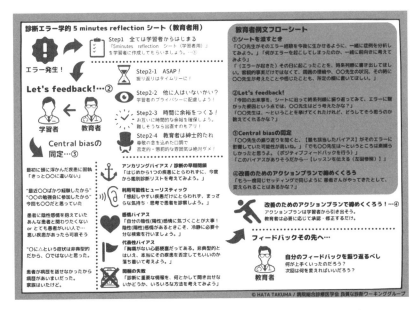

図2 診断エラー学的 5 minutes reflection シート（教育者用）
※図2のシートは，金芳堂 HP からダウンロードできます.

4 さいごに

　今まで自分の知識・実力不足が原因と考えていた診断エラーも，振り返ってみると自分の認知的要因に気づけるかもしれません.

　「To Err Is Human（人は誰でも間違える）」という言葉は，医療安全に関する有名なフレーズであり，米国医学研究所（Institute of Medicine）が公表した重要なレポートのタイトルでもあります．この言葉が示すように，絶対に間違えない人間など存在しないのです.

　だからこそ失敗を負のものと捉えるのではなく，それを成長の糧と見ることが大切です．昨日より今日，今日より明日と，日々より良い診療が提供できるようになるためにも，診断エラーを反省材料として活用し，自身の成長につなげてみてはいかがでしょうか.

【参考文献】

1）Graber ML, et al. Diagnostic error in internal medicine. Arch Intern Med. 2005; 165: 1493-1499.
2）Graber ML. Progress understanding diagnosis and diagnostic errors: thoughts at year 10. Diagnosis (Berl). 2020; 7: 151-159.
3）綿貫聡, 他. 診断エラーの予防：システムへの介入. 医学界新聞. 2019年5月20日.

（畑 拓磨）

3-3　患者の治療方針に研修医はどう関わる？

> ポイント
> ・研修医は治療の開始，継続，終了のいずれの場面にも関わる．
> ・治療に関わるためには，患者を継続して多面的に評価することが必要である．
> ・患者の多面的な情報を得るためには，患者や他職種との協力が重要である．

1　研修医は治療方針に関わるか？

　皆さんの中に「治療方針は上級医が考えるもので，研修医はその決定に関わることはなく，受けた指示をしっかり実施できれば良い」と考えている方はいますか．受けた指示をしっかり実施することは確かに重要ですが，研修医が治療方針に関わらないということは決してありません．

　むしろ研修医が積極的に治療方針に関わってこそ，患者により適切な治療が行われます．具体的にはどういうことかを見ていきましょう．

2　研修医は治療方針に関わる

　研修医が治療方針の決定にどう関わるか，治療の開始，継続，終了に分けて見ていきます．

1）治療の開始に関わる

　治療には薬物治療や手術，内視鏡，放射線治療などがあります．いずれの治療も既往症や常用薬，アレルギー歴，妊娠などにより禁忌となり施行できないことや，延期を要することが度々あります．そうした治療に関わる情報を治療方針決定前に集めることが研修医の大事な仕事です．

　すなわち，患者の適切な治療につながるように，病歴を通り一遍ではなく，丁寧に細かく，治療まで意識しながら確認しましょう．

　また，治療というとメインプロブレムに対する治療に意識が向きがちにな

るかと思いますが，サブプロブレムに対する治療も適切に行う必要があります．入院患者の既往症に対する常用薬を,何も考えずにとりあえず継続する,なんて姿勢は持たないでください．かかりつけで処方されている常用薬は本当に必要なのか，ポリファーマシーとなっていないか，相互作用の問題が起きていないかなど，必ず皆さん自身で確認し，考えて処方する癖をつけてください．

2）治療の継続に関わる

　開始された治療を予定通り継続するか,その判断にも皆さんは関わります．治療により薬剤の副作用やデバイス感染などの合併症が起きている可能性があります．治療開始後に新しいプロブレムが発生し，治療継続に支障をきたしている可能性もあります（抗凝固療法中の転倒での頭部打撲など）．内服治療を続けたいのに，嚥下機能が落ちてしまって，安定した内服ができなくなっているかもしれません．せん妄のため安定した投薬ができなくなってしまっているかもしれません．

　このように，皆さんは治療の継続に深く関わる必要があります．

3）治療の終了に関わる

　治療をいつ終わらせるかの判断においても皆さんには大事な仕事があります．通常,治療期間は一般的にある程度の幅があり,症状や検査データなど「指標」を見て最終的な期間が決定されます．その「指標」をしっかり観察するのが皆さんの仕事です．

　例えば細菌性肺炎に対する抗菌薬治療期間は5～7日間のことが多いですが，5日間で良いか，7日間治療するか，それともさらに延長するかは患者の状態評価を通して肺炎の改善の程度を推測し決定します．細菌性肺炎の場合，呼吸器症状や呼吸数，SpO_2，肺音が良い指標です．これらの指標が改善していれば治療期間は短くて良いでしょうし，改善が乏しければ長めに治療しても良いかもしれません（改善が乏しい場合，別の問題が発生していることがしばしばあるので，一概に延長すれば良いとは言えません）．

　その他で言えば，対症療法は症状が改善していれば終了を検討する必要があります．鎮痛薬は痛みがなくなれば終了しても良いかもしれません．せん妄の予防薬も状態が安定すれば不要となることが多いです．

　このように治療の目的を把握し，改善の指標を日々確認することが皆さんの大切な仕事です．

3 治療方針に関わるために

　治療方針に関わるためには，治療法に精通しなければなりません．治療法の適応や合併症，施行方法をしっかり勉強し，治療を受ける担当患者の経過をしっかり把握しましょう．こうした準備を進めるためには担当医としての責任感（Patient Care Ownership）が重要です．「自分は患者の担当医である」という自覚がモチベーションを上げてくれるはずです．ぜひその自覚を持って，準備にあたってください．治療方針によく分からないことがあれば上級医に判断の根拠を積極的に質問してください．治療方針の最終的な決定は上級医の仕事ですが，皆さんもあっという間に上級医になる日が来ます．いつまでも研修医ではありません．その日に備えてください．

　治療の合併症や治療開始後の新規プロブレムの発見には，日々のしっかりとした診察も大切ですが，それと同じぐらい大切なのは，患者や他職種との信頼関係です．コミュニケーションをしっかり取って，信頼を得ることで，患者からはちょっとした症状でも話してもらえるようになり，他職種からは患者の変化を教えてもらえるようになります．医師より患者の病棟での様子に詳しいのは看護師です．リハビリテーション中の様子に詳しいのは療法士です．薬剤の相互作用や形態に詳しいのは薬剤師です．一人で患者の十分な情報を取れると思わないでください．患者自身や他職種と協力することが大切です．

4 さいごに

　ここでお伝えしてきたように，研修医が積極的に動いてこそ，治療は適切に開始され，継続され，終了できます．指示を待つだけの研修医になれば，それは患者にとっても，皆さんの学習上も不利益となります．積極的に患者，他職種，上級医とコミュニケーションを取って，最善の治療を目指してください．

（橋本 恵太郎）

3-4　研修医のための医療安全

ポイント

・研修医にとって医療安全は，医療の質向上ばかりではなく，医療事故や医療訴訟から自身を守るスキルでもある.
・病院のシステムやルールを理解し適切に活用することが，医療の質向上につながる.
・より良い医療のためのチーム医療と多職種連携は，患者と医療従事者の両方に様々な利益をもたらす.

1　はじめに

　医療安全とは，一見，病院全体の質の向上といった大きな視点から考えると，研修医にとってはそれほど直接的な関連性を感じないかもしれません. 特に，初めて研修医として臨床の現場に立ったばかりの先生方にとっては，その重要性が見えにくいかもしれません. しかし，研修医の視点から見れば，医療安全は極めて身近な課題であり，あなた自身の行動一つで患者の安全が左右されることもあるのです.

　その一例として，医療事故や医療訴訟が起こらないようにすることが挙げられます. 新たに研修医となったばかりのあなたでも，重大な事故を防ぐための知識とスキルが求められます.「知らなかった」という理由で医療事故を起こしてしまうことは，患者にとってもあなた自身にとっても大きな悲劇です.

　ここでは，そんな研修医のための医療安全について，明日からでも実践できる具体的な知識とノウハウを提供します. 医療安全は，すべての医師が持つべき基本的なスキルであり，あなたの臨床実践の第一歩とも言えるでしょう.

2 病院のシステムやルールを理解し遵守する

　私たちの日々の医療行為は，病院のシステムやルールと密接に関連しています．例えば下記のようなシステム・ルールは，あなたの病院でも実践されていることでしょう．

> 患者の採血スピッツにバーコードが書かれたラベルを貼る
> 輸血前にバーコード照合システムを使用する
> 診察前に患者の「名前・生年月日」を確認する

　これらはすべて，医療の質向上の基盤となるものであり，その価値は見逃せません．病院のシステムやルールは，長年にわたって組織全体で蓄積されてきた経験と知識の成果であり，医療安全を実現するための集合知と言えるでしょう．

　この集合知を理解し，適切に活用することは，自分自身を守ることにもつながります．それは診療行為の判断だけでなく，医療訴訟や医療事故の防止にも効果的です．自分自身を守り，患者の安全を確保し，医療の質を高めるためには，システムを理解し，それに適切に対応することが求められます．

　そのためには日々の診療において，**ルールやシステムを理解し，それらから逸脱しない**ようにしましょう．例えば，あなたの所属する病院では，病棟ごとに定められた点滴・内服の処方期限が設けられているかもしれません．その処方期限のルールを具体的に理解していますか？　そして，診療時にそのルールを遵守していますか？　ルールから逸脱せざるを得ない状況が生じた時にはどう対応すべきか，そのルールを理解していますか？

　自分にとっては些細なルール違反であっても，関連する他の医療スタッフにとっては大きな影響が生じることもあります．カレンらの研究では，致命的なインシデントの一因として，周知のルールの非遵守や，病院が指定した手順の無視が挙げられています[1]．

　意識的であっても，たとえ無意識であっても，ルールを破ってしまうことは，他の医療スタッフからの信頼を損なうだけでなく，重大な医療事故を引き起こす可能性があります．

　このような状況を防ぐために，状況に応じて病院内の診療マニュアルを参照したり，上級医に相談したりすることが推奨されます．臨床現場に出たばかりの研修医はなおさら，知らず知らずのうちにルールを逸脱している可能

性もあります．医師の自己評価能力は限られているとされています[2]ので，外部からのフィードバックを受け入れることも非常に重要になります．

▌3　多職種連携ができる研修医になろう

　研修医が患者や家族，多職種と協力することで，患者にとっては入院率の低下や入院期間の短縮，患者満足度，安全性の向上につながり，また医療従事者にとっては診断エラーを減少させ，医療の質や職員満足度，モチベーションの向上につながると報告[3]されています．

　そして，それを実現するために必要なことは，「チーム医療，多職種連携」の実践です．**表2**のチーム医療の5つの原則[4]を心に刻み，多職種と効果的に連携することが求められます．

表2　チーム医療の5つの原則

1. 目標の共有	重要なのは，私たちチーム全体が共通の目標を持つことです．これは患者だけでなく，家族の意見を含め，全員の意見が反映された目標です．それぞれの考えが明確に表現され，共通理解と支持を得られるように心がけましょう．
2. 明確な役割	チームメンバーの役割と責任がはっきりしていることが重要です．各自が自分の任務を理解し，遂行することで，全体としての効率が上がり，一人一人のスキルを最大限に活かすことができます．
3. 相互信頼	メンバー間の信頼関係も非常に重要です．お互いを信じ，協力することで，さらなる成果を達成できるだけでなく，達成感も共有することができます．
4. 効果的なコミュニケーション	チームとして，効果的なコミュニケーションを維持することが大切です．これは，メンバー間で開かれた，そしてフランクなコミュニケーションを通じて達成されます．そのために，すべての環境で使用可能なコミュニケーションチャンネル（カンファレンスなど）を設定し，これを継続的に改善しましょう．
5. 測定可能なプロセスおよび結果	フィードバックの取得とその利用が大切です．信頼できて，かつタイムリーなフィードバックを通じて，私たちのチームの機能性や目標達成度を評価します．これらのフィードバックは，現状のパフォーマンスを把握し，長期的な改善を進めるための重要なツールとなります．

（Mitchell P, et al. Core principles and values of effective team-based health care: Discussion paper. Institute of Medicine, 2012 より作成）

それぞれの専門職がどのような役割を果たしているのか理解し，彼らが患者にとって何がベストなのかを考えて行動しているか理解し，また各職種に敬意を持ってコミュニケーションを取り，これらを実践することで，より良いチーム医療を実現できます[5].

　もちろん患者とのコミュニケーションも重要です．彼らの声を真剣に聞き，理解し，それを治療計画に反映させることが大切です．こうした対話を通じて，患者の安全と満足度を確保し，医療の質を向上させることが可能となります．

▌4　インシデント・アクシデントを組織で共有する

　「インシデント」は，日常診療において誤った医療行為が実施される前に発見されたもの，もしくは実施されてしまったが患者に影響を及ぼさなかった事象を指します．一方，「アクシデント」は，実際に患者に害を及ぼした事象を指します．これは患者に不必要な苦痛，傷害，あるいは最悪の場合，死を引き起こす可能性があります．

　ミスは誰にでも起こり得るものです．大切なのは，ミスを隠さず，適切に報告し，それから学ぶことです．**インシデントレポート**などによる報告は，同じエラーの再発を防ぐため，そして改善のためのステップとなります．組織全体でエラー報告を促進し，エラーから学ぶ文化を形成することが，医療安全の推進には不可欠です．

▌5　さいごに

　医療安全とは，研修医からベテラン医師まですべての医療従事者が身につけておくべき概念でありながら，具体的な知識とノウハウの習得・適用にハードルを感じている先生方も少なくありません．しかし，病院のシステムやルールを理解し遵守することで，患者の安全を確保し，自分自身をも医療訴訟や医療事故から保護します．これらは医療の質を高めるだけでなく，多職種連携という視点からも重要であり，効果的なチーム医療を推進し，結果として医療の質や患者満足度を向上させます．

　また，ミスは誰にでも起こりうるものであり，重要なのはそのミスを隠さず，適切に報告し，学びを得ることです．インシデントやアクシデントを組織全体で共有し，同じエラーの再発を防ぎ，医療安全の推進につなげること

が求められます．

　医療安全は，研修医の臨床実践の初めの一歩であり，患者の安全を守り，より良い医療の提供に必要不可欠な知識とスキルの基盤となるのです．

【引用・参考文献】

1）Cullen MJ, et al. Development of a taxonomy of unprofessional behavior in clinical learning environments using learner-generated critical incidents. Med Teach. 2021; 43: 1161-1169.

2）Jug R, et al. Giving and receiving effective feedback: A review article and how-to guide. Arch Pathol Lab Med. 2019；143: 244-250.

3）志水太郎, 他監. 診断エラー学のすすめ. 日経 BP, 2021. p. 9.

4）Mitchell P, et al. Core principles and values of effective team-based health care: Discussion paper. Institute of Medicine, 2012.

5）The National Center for Interprofessional Practice and Education. Lessons from the field: Promising interprofessional collaboration practices. 2015.

（畑 拓磨）

3-5 患者の診療体験を向上させるには？

> ポイント
> ・良い患者体験は医療の質を関連しており，患者アウトカムを改善させられる可能性がある．
> ・患者と接する機会の多い研修医は，患者体験において重要な役割を担う．
> ・ベッドサイドでの患者体験の向上に，「PEACE」フレームワークが有用である．

1　患者体験とは？

　患者体験（patient experience：PX） という言葉はあまり聞き慣れない言葉と思います．患者体験の概念は「医療サービスに関する患者の具体的な体験」です [1]．これには，医師や看護師などの医療従事者から受けるケアに対する体験だけでなく，医療機関で患者が経験するあらゆる体験が包括されています．良い患者体験とは，患者が医療を受ける時に高く評価するものであり，それにはタイムリーな予約，十分な情報提供，短い待ち時間，医療従事者の良好なコミュニケーションなどが含まれます．

　患者体験は**医療の質の重要な要素**と捉えられています [2]．好ましい患者体験というものはそれ自体が重要な目標です．あなたが医療機関を受診，あるいは入院する時に，良い患者体験を自然と求めていると思います．誰にとっても不親切なコミュニケーションや長い待ち時間は望ましくないものです．さらに，良好な患者体験はアドヒアランスの向上，良い臨床転機，不要な受診の減少などのアウトカムとの関係が報告されています．

　よく混同される概念に「患者満足度」があります．しばしば同様な文脈で使用されていますが，同じ意味ではありません．患者体験は，患者が医療機関で受けた体験そのものであり，それは患者に具体的に尋ねることで測定可能です．一方で，患者満足度は，患者が期待することがどの程度実現されたかを主観的に評価するものです．同じ体験でも患者が期待するものが異なれ

ば，満足度も異なります．どちらも重要なのですが，患者体験を測定する方が具体的な課題を特定しやすく，介入がしやすいと言えます．

ここでは，患者体験にはどのような体験が含まれているか，そして，研修医は患者体験を高めるためにどのようなことができるかを解説していきます．

▌2　患者体験にはどのような体験が含まれるか？

患者体験は医療ケアの中でのあらゆる体験を含むものですが，一般的にどのような体験を測定しているかを知っていることは意義があるでしょう．

患者体験を評価する尺度としては，**「Consumer Assessment of Healthcare Provider and Systems（CAHPS）」**が有名です．この尺度は米国の Agency for Healthcare Research and Quality（AHRQ）が中心になり開発されたものです．様々なバージョンがありますが，ここでは入院患者と対象とする「HCAHPS 日本語版[3]」を紹介しましょう．

この尺度は 18 歳以上の入院患者を対象とした患者体験評価尺度です．評価領域としては，以下のような項目があります（**表3**）．

表3　HCAHPS 日本語版

評価領域	評価項目	
1．看護師によるケア	・礼儀と敬意 ・分かりやすい説明	・話をよく聞くこと ・迅速な対応
2．医師によるケア	・礼儀と敬意 ・分かりやすい説明	・話をよく聞くこと
3．病院の環境	・清潔さ	・静けさ
4．病院での体験	・迅速な介助	・新しい薬の説明
5．退院時の対応	・退院後の援助	・文書での情報提供
6．病院の総合的評価	・総合的評価	・友人や家族へ勧めるか？

（Aoki T, et al. Translation, adaptation, and validation of the Hospital Consumer Assessment of Healthcare Providers and Systems (HCAHPS) for use in Japan: A multicenter cross-sectional study. BMJ Open. 2020; 10: e040240 より作成）

表3を見ていただければ分かりますが，どれも多くの患者が自然に期待するものです．そして，研修医は**「患者に最も近い医師」**として良好な患者体験に大きな影響を与えます．

まず研修医は，患者対応において，**礼儀や敬意を持つこと，よく話を聞くこと，分かりやすく説明をすること**を心がけましょう．これらは，当たり前ながらも重要なことです．そして，他の項目を見るとそれ以外にできることもありそうです．

例えば回診時に以下のような行いをすることで，患者体験を向上させることができるかもしれません．

- ・患者が物音で眠れなければ，環境調整を病棟と相談する．
- ・新しい薬の目的，効果，副作用について分かりやすく説明する．
- ・退院後の不安や援助の必要性を尋ねる．
- ・患者の困り事に（可能な範囲で）迅速に対応する．

---

3 研修医は患者のベッドサイドでどのように振る舞うべきか？

礼儀や敬意を持った対応が大事なことは説明しましたが，研修医はベッドサイドで具体的にどのような振る舞いをするべきでしょうか．ベッドサイドでの患者体験を高める**「PEACE」フレームワーク**を紹介しましょう（**表4**）[4]．

表4 PEACE フレームワーク

Purpose（目的）	・ノックをする ・訪室の目的を説明する ・自分の職種や役割を説明する	
Eye level（目線の高さ）	・しゃがみこむ，あるいは座る ・患者の目線と合わせる	
Ask（尋ねる）	・診察の前に許可を取る ・質問がないか尋ねる	
Courtesy（親切さ）	・自分の家族のように対応する	
Explain（説明）	・分かりやすい言葉で説明する ・文章で説明を渡す	

（Upstate Medical University. Provider Bedside Approach for Excellence Patient Experience より作成）

PEACE フレームワークは,「Purpose（目的）」「Eye level（目線の高さ）」
「Ask（尋ねる）」「Courtesy（親切さ）」「Explain（説明）」の 5 つからなり,
ベッドサイドでの患者体験を高めるためのヒントが含まれています.

　まず,患者のベッドサイドに伺う時は,なぜ訪室したのかを伝え,あなた
がどのような立場で訪室しているかを伝えましょう. 病室には多くの医療従
事者が訪問しており,あなたがどのような立場で何をしに来てくれているか
は患者には分かりません. 認知症の患者や小児患者ではなおさらです.
　次にベッドサイドでは目線の高さに注意しましょう. 患者は基本的にベッ
ドに横になっており,こちらが立って話している時は威圧感を与えやすいで
す. 患者が困り事を話しにくくなることにもつながるため,しゃがみ込んで
話すか,椅子があれば声かけして座らせてもらいましょう. また,問診や身
体診察の前には何をするかを事前に伝え,患者に許可を取りましょう. 患者
に事前の声かけなく,いきなり身体に触れたり,センシティブな質問をした
りすることは厳に慎まなければなりません. 患者の尊厳を傷つけ,医師に対
する信頼を下げる行いです. 訪室の最後には何か質問がないかを必ず尋ねる
ようにしましょう.
　親切な声かけや振る舞いに努めましょう.「あなたのことを大切に思って
います」という気持ちが行動で示せるかどうかです. 説明では医療用語を避
け,平易で伝わりやすい表現を心がけましょう. 一度聞いただけでは覚えら
れないので,紙などに書いて説明すると良いでしょう. メモ書き程度でもか
まいません. 説明をすることではなく,相手に伝わることを目標にして話し
ましょう.

▌ 4　さいごに

　患者体験は医療の質の指標であり,医療機関における好ましい体験はすべ
ての患者が望むものです. 患者に訪室する機会の多い研修医は,患者体験に
大いに関わります. PEACE フレームワークを用いて,ベッドサイドでより
良い振る舞いをしましょう.
　一方で,患者体験を向上させるには時間も手間も要します. あまり時間を
取られすぎて,必要な処置や治療が遅れるようでは本末転倒です. バランス
を持った対応も心がけましょう.

【引用・参考文献】

1）Patient Experience（ペイシェント・エクスペリエンス）.net. PX とは .
https://www.patient-experience.net/px（閲覧日：2023 年 11 月 20 日）

2）Agency for Healthcare Research and Quality. What is Patient Experience?
last reviewed 2022.
https://www.ahrq.gov/cahps/about-cahps/patient-experience/index.html
（閲覧日：2023 年 11 月 20 日）

3）Aoki T, et al. Translation, adaptation, and validation of the Hospital
Consumer Assessment of Healthcare Providers and Systems (HCAHPS) for
use in Japan: A multicenter cross-sectional study. BMJ Open. 2020; 10:
e040240.

4）Upstate Medical University. Provider Bedside Approach for Excellent Patient
Experience. revised 2021.
https://www.upstate.edu/hospital-medicine/pdf/residents-bedside-app.pdf
（閲覧日：2023 年 11 月 20 日）

（長崎 一哉）

3-6　退院調整を促進させるには？

ポイント
・在宅以外の退院先の選択肢について理解しよう．
・患者と家族の退院先の希望を確認しよう．
・多職種チームで協力して，患者の退院調整を促進しよう．

1　退院先の在宅以外の選択肢について理解しよう

　研修医の病棟の一番の仕事は，「入院中の患者を退院させること」と言い切っても過言ではありません．実際働いてみると，医学的な問題は良くなっても（例えば，肺炎が抗菌薬加療で良くなっても），なかなか在宅に退院できない（一人で自立した生活ができない）というモヤモヤした経験をすると思います．これはとてもよくあることで，特に高齢者では原疾患によらない入院中の安静臥床が誘因となる日常生活動作（ADL）の低下が生じやすく（入院関連機能障害[1]），在院日数が長くなります．

　したがって研修医の病棟の仕事は，適切な抗菌薬や輸液をオーダーするだけではなく，患者の適切な退院先をチームの一員として考えることも重要です．患者が急性期病院からそのまま在宅退院できれば良いのですが，原疾患の合併症や入院関連機能障害のため，入院前と比較して ADL の低下が生じると，患者の在宅退院が困難となり，リハビリテーション（リハビリ）や在宅の環境調整が必要となります．そこで退院調整に関わる研修医がまず知っておくべきことは，**在宅以外の退院先の選択肢とその役割**になります（**表 5**）．ぜひ研修医は，地域の近隣の病院や施設がどのような種類なのか，把握することから始めましょう．

表5 在宅以外の退院先の選択肢とその役割

病院（病棟）の種類	役割の説明
急性期病棟	「急性期」治療を行うこと．急性期以外の患者は，基本的には受け入れない
地域包括ケア病棟	**在宅に帰るまでにリハビリや在宅調整が必要な患者**の転院先として候補となる．ただし**60日以内に在宅（居宅や施設）退院が必須**
回復期リハビリテーション病棟	**積極的なリハビリを行う専門病棟**だが，入院日数や発病から回復期リハに転院（転床）するまでの日数が**疾患ごとに決まっている**．疾患として多いのは，脳血管疾患や整形疾患だが，内科的には肺炎などによる安静治療で生じた廃用症候群の病名があれば転院も可能だが，積極的なリハビリができる方が対象となる
療養病床	**特定の医療処置（持続点滴，人工呼吸器使用，喀痰吸引，創傷処置など）**が必要になる（医療区分がつく）患者で長期の療養になる方が対象となる
施設の種類	役割の説明
要介護認定で利用可能な施設	
特別養護老人ホーム（特養）	重度の介護を必要とする高齢者の生活施設．医療行為はあまり行われない．**要介護3以上の方**が入居でき，利用料も安いため**待機者が多い**（施設看取りが可能かどうかは，施設の嘱託医や施設職員の方針次第）
介護老人保健施設（老健）	在宅復帰を目指して**一時的に入所**し，介護サービスやリハビリを提供する施設．医療行為も可能．**入所期間は約3ヶ月と限定**される．老健入所中は医療保険の適用を受けることができず，薬に関しては施設側の介護報酬で賄う必要があるため，**高額な常用薬は中止の対応**となることが多い
グループホーム	認知症の診断を受けた要支援2以上の高齢者が共同生活を送る場所である．認知症があっても介助があれば自立できる方が対象のため，医療の依存度が高くなると退去が必要となる
介護医療院	要介護高齢者の長期療養・生活のための施設である．「日常的な医学管理，看取り」などの医療機能と生活施設としての機能を兼ね備えた施設

表 5　（つづき）

要介護認定にかかわらず利用可能な施設	
有料老人ホーム	食事，家事，介護（入浴や排泄）などのいずれかのサービスを提供している．「住宅型」と「介護付き」と 2 つの種類に分かれており，住宅型の場合は介護サービスが外部委託となる．介護が必要になっても生涯住めることが多いが，都心部では**入居金や月額の費用が高額**になりやすい
サービス付き高齢者向け住宅（サ高住）	経済的に余裕のある**自立した高齢者**向けに，安否確認や生活相談などのサービスを提供している．生活の自由度が高い
ケアハウス（軽費老人ホーム）	家庭での生活が困難な高齢者が，**低料金**で食事や洗濯などの介護サービスを受けることができる．介護型ケアハウスの場合（要介護 1 以上の高齢者が対象），介護度が上がっても退去する必要がなく，長く住み続けられる

▌2　研修医が患者と家族の退院先の希望を把握する

　医療従事者が患者にとって在宅退院ではなく，リハビリ転院や施設入所が望ましいと考えても，患者や家族がそれを希望しない場合もあります．また，患者と家族が退院先について，それぞれ対立する場合もあります（例：患者は在宅退院したいと考えているが，家族が患者の在宅退院を希望しないなど）．ぜひ研修医は，**患者や家族にとって一番相談しやすく，患者に近い存在**として，患者や家族に今回の入院治療を経た後，どこに退院したいのか，まず聞いてみてください．そして，その希望の実現のために，患者や家族にとって**何が必要となるのか，親身にアドバイスができるようになると良い**でしょう．時に，患者と家族が退院先について対立してしまう場合は，医師から退院後の生活の支援の選択肢について十分な情報を提供し，患者と家族で話し合いの場を設けて，患者や家族の意思決定を促していけるようになりましょう．

▌3　退院調整の鍵は，地域の医療従事者を含めた多職種によるチーム医療

　さて在宅以外の退院先を理解し，患者や家族の希望を確認できるようになり，退院調整についての理解が深まったのではないかと思います．患者の退

院先の方向性が決まった際，次のステップとして研修医が相談するキーパーソンは，多職種です．

医療ソーシャルワーカーは，主にリハビリなどのために転院の支援や，老人ホームなどの自宅以外の住居への入所調整を支援してくれます．また，退院後の療養費や生活費などの相談，介護保険や障がい者福祉の制度，各自治体のサービスの申請手続きの相談にも乗ってくれます．

退院調整看護師という患者の退院支援と退院調整を行うことを専門とする看護師が院内にいらっしゃるかもしれません．退院調整看護師は，看護師の視点で，患者の予想される身体状態を把握し，在宅でどういう看護や介護が必要となるかを検討し，患者の在宅への退院を手伝ってくれます．例えば，患者が在宅退院する前に，患者や家族，そして地域の医療従事者を集めた退院前カンファレンスを開催し，退院前の問題点の明確化と共有，地域の医療従事者による社会資源の調整などを行ってくれます．

病棟看護師は，何より患者の看護やケアについてより詳しいです．

理学療法士は，患者の ADL を熟知しており，自宅に手すりや踏み台がいるかどうかなど，家屋調査までしてくれることがあります．

栄養士は，退院後の食事形態や内容（経口栄養補助食品など）についてアドバイスをくれます．

ケアマネジャーは，患者の状況に合わせて，訪問介護やデイサービスといった介護サービスを受けられるよう，ケアプランを作成します．患者が在宅などでスムーズにサービスを受けられるよう，関係各所との調整を行う地域のキーパーソンです．

訪問看護師は，在宅で療養する患者のもとに訪問し，健康状態の確認，療養指導，医療処置，身体介護などを行います．患者とその家族の相談に乗り，アドバイスをしてくれます．ケアマネジャーと同じくらい，患者の在宅での状況を熟知している地域のキーパーソンです．

訪問診療医は，在宅で療養する患者の主治医であり，定期訪問で健康管理や治療を行いながら，緊急時は往診し必要に応じて入院先の手配の調整や，場合によっては在宅で看取りまで行うことができます．

　もし患者が入院前より ADL が低下した状態でも，そのまま在宅に帰ることを目指す場合は，退院調整看護師，病棟看護師，理学療法士，栄養士，ケアマネジャー，訪問看護師，訪問診療医，そして患者・家族と，**退院前カンファレンスを開催**し，入院中の病状や治療内容や，退院後に患者に起こりうるこ

と，患者がどのように過ごしていきたいと考えているかを皆で共有し，介護サービス，訪問看護，訪問診療などの社会資源を使って，どうやって患者や家族をサポートしていけるか，話し合いの場を退院前に設けます．患者や家族，病院や地域の医療従事者それぞれが，患者にとっての共通目標を認識し，お互いに協力できる関係性を強化することが理想の退院調整です．研修医は急性期病院にいると，なかなか地域の医療や介護現場の状況を意識することは難しいかもしれませんが，地域の医療従事者も患者を診療するチームの一員として考えられるようになると良いでしょう．

4 さいごに

　今回の内容は，研修医にとってはレベルの高い内容だったかもしれません．まず研修医が退院調整に関わる上で，院内や地域の多職種の方がどのように患者の退院調整に関わるのかを把握しておくことが最低限必要だと思います．そして働いていく中で，院内や地域の多職種と関わる機会が増えれば，研修医でも患者の退院調整に深く関わっていけるようになるかもしれません．冒頭でも述べましたが，研修医の病棟の仕事は「入院中の患者を退院させること」です．退院調整の促進について研修医に理解してもらうために，すべての診療科の医師にとって必要となる退院調整に関わるステップや知識について，簡潔に記載しました．

※退院調整の鍵となる介護や福祉制度について学習したい方は，下記の文献 2 を読んで，知識や理解を深めてみてください．

【引用・参考文献】

1) Covinsky KE, et al. Hospitalization-associated disability: "She was probably able to ambulate, but I'm not sure". JAMA. 2011; 306: 1782-1793.
2) 大橋博樹, 編. 医師のための介護・福祉のイロハ. 羊土社, 2016.

（西澤 俊紀）

3-7　診療記録の上手な書き方

> ポイント
> ・研修医が書く診療記録には，入院時サマリーや経時記録，退院サマリー，診療情報提供書がある.
> ・診療記録を漏れなく，正確に，分かりやすく，簡潔かつ迅速に書くためには，練習が必要である.
> ・経時記録は思考の整理の場であり，学習課題発見の場でもある. 診療の質を上げるためにも，自身の成長のためにもしっかりと書こう.

1　診療記録を上手に書くのにも練習が必要

　研修医をはじめ，医師は診療記録を書きます. 研修医が書く主な診療記録には，入院時サマリー・経時記録（日々のカルテ）・退院サマリー・診療情報提供書があります. これらを漏れなく，正確に，分かりやすく，簡潔かつ迅速に書くことは容易ではありません.

　診療記録は読み手とのコミュニケーションでもある相手の立場を想像して書く必要があります. 記載する情報の取捨選択には臨床能力が求められます. 医療面接や身体診察と同様に，診療記録の記載も練習が必要です. ここでは，診療記録を上手に書くためのコツを紹介します.

2　診療記録書き方上手へのステップ

　それでは診療録記載の上達へのステップを順に見ていきましょう.

1) 包括的に書こう

　まずは漏れがない，包括的な記載を目指しましょう. 各文書には，ある程度の "**型**" があります. 型は診療科によることが多いです. ローテーションごとにどういった事柄をどんな順番で書くかを上級医から教わりましょう. そして，書いた記録に漏れがないか，上級医に確認してもらいましょう.

2）正確に書こう

　誤解を生まないように曖昧な表現は避け，できるだけ正確な記載を心がけましょう．内容に誤りがあるのはもちろん，論外です．誤りに自分だけでは気がつけないこともありますので，慣れないうちは誤りがないか上級医に確認してもらってください．

3）分かりやすく書こう

　文書には読み手がいます．相手に伝わる，相手が読みやすい記録を書きましょう．それぞれの文書の読み手が誰かは次の項で扱います．例えば専門医を想定していれば，その領域の専門用語や略語を使用しても支障はないでしょうが，非専門医を想定しているならばそういった表現は避けるべきです．

4）簡潔に書こう

　漏れなく，正確に，分かりやすく書こうとすると，文章は長くなりがちになります．1）〜3）の条件を満たしつつ,極力簡潔な記載を心がけましょう．自分で作成した文書を上級医に添削してもらうと簡潔な記載の仕方がよく分かります．この時に電子カルテ上で添削を受けると自分の記載のどこをどう変更されたかが分からなくなります．もし可能であれば作成した文書をプリントアウトし，プリントで添削を受けると，どこがどう変わったかが分かり，とても勉強になります．

5）慣れた頃には迅速に書けている

　速さは慣れれば誰でも身につきます．遅滞なく記載するための**早さ**は大切ですが，記載の**速さ**は自然に身につきますので，意図的に身につけようとする必要はありません．1）〜4）をしっかり身につけられるよう繰り返し練習してください．

▌3　文書別のコツ

　それでは，それぞれの文書の書き方のコツを紹介していきます．

1）入院サマリー

　読み手は診療科の医師であり，患者背景，入院までの経過や現在の状態，今後の差し当たりの予定が分かることが必要です．そして，入院サマリーは

各診療科でだいぶ異なるという特徴があります．各科で共通なのは，「入院日のうちに作成・登録すること」ぐらいです．量で言えば，A4 1ページで収めるのがルールとなっている診療科から，A4 6〜8ページほどが通常の診療科，量の規定はない科まで様々です．それくらい入院サマリーにはバリエーションがあるので，汎用性のある書き方を求めるより，各科での典型的なサマリーを見せてもらいつつ，上級医の指導を受けながらその科の文化に合わせた書き方を覚えることをお勧めします．

2）経過記録（日々のカルテ）

　読み手は診療科の医師や医学生，他職種です．ある程度研修医が自由に書けることが多い文書なので，皆さんぜひ工夫を重ねてください．

　経過記録は日々の経過の記録であり，SOAP形式で記載することが多いでしょう．日々の患者の様子やプロブレムに対するアセスメント，治療状況，そして退院までのプロセスが見えるように記載してください．

　経過記録は皆さんにとっては**思考を整理する場**でもあり，皆さんの**学習課題を見つける場**でもあります．SOAPそれぞれに何を書くか，表で説明します（**表6**）．毎回表の内容すべてを記載する必要はありません．それぞれの欄にどういうことが書いてあるのか，目を通してください．

表6　SOAPに書く内容

Subjective ※回診時に聴くべきこととも言えます	既知のプロブレムの症状，医療介入により副作用・合併症，入院生活関連（食事，排泄，睡眠，運動，人間関係など），退院関連
Objective	全身状態，バイタルサイン，身体所見，デバイス留置部位，食事摂取量，排泄状況，体重，検査結果 ※酸素や昇圧剤投与，人工呼吸器などしている場合はその投与内容や呼吸器の設定を最初に記載しましょう
Assessment	プロブレムリスト，プロブレムごとのアセスメント（診断や治療の根拠，治療の予定期間など）
Plan	To Do，診断プラン（検査予定など），治療プラン（薬物治療だけではなく，栄養やリハビリテーションを含む），説明プラン（栄養指導など患者教育関連），退院プラン（退院先や病状説明予定など）

これらの項目を記載していくことで，患者のメインプロブレムの治療経過の把握や，新規プロブレムの早期発見，退院調整などを同時並行で行うことができます．

　また，経過記録記載のちょっとしたコツですが，結果未着の検査や，中止した常用薬，新規開始した薬剤などは，確認や申し送りを忘れやすいので，適宜メモしましょう．

3）退院サマリー

　読み手は退院後の診療担当医です．その患者が将来，救急搬送されてやってくることになった時に，来院前の数分でパッと読めて，概要を掴めるサマリーが良い退院サマリーです．退院日や退院時処方などいくつかの必須項目のほか，退院時の残存した症状や再入院のリスクが書けているとより良いです．

　要点は押さえつつ，簡潔に書きましょう．例えばなんらかの症候に対する精査目的の入院だったとして，最終的に診断が確定していれば鑑別診断を除外した経緯を細かく記載する必要はありません．確定診断に至った経緯と，それに対する治療内容，その反応を簡潔に記載してください．

4）診療情報提供書

　読み手は提供先の医師です．非常に多忙である可能性が高いと考えた方が無難です．多忙な中でも情報が伝わるように簡潔に記載しましょう．かかりつけ医から紹介された患者について，かかりつけ医に逆紹介することがよくあると思います．そうした時，入院中に中止，変更，開始した薬剤はその根拠とともに明記するようにしましょう．退院後のフォローを依頼したい事柄も，はっきり伝わるように記載する必要があります．

▌ 4　さいごに

　診療記録の記載は皆さんにとって，チームの一員として任される大事な業務であり，成長の大切な機会です．最初はなかなか書けず，苦労すると思います．上級医のアドバイスを受けたり，周囲の記録を参考にしたりしながら，より良い記載ができるよう頑張ってください．

（橋本 恵太郎）

3-8　上級医にはどのように 相談したらいいですか？

ポイント

・良好なコミュニケーションが大前提！ 礼儀とマナーをわきまえ 「教えられ上手」になる.
・上級医は忙しい！ プレゼンテーションは相手が必要な情報を 簡潔に伝える.
・上級医へのコンサルテーションは自分を成長させる絶好の チャンスである.

　皆さんの日々の研修医生活において上級医に相談する機会は実に多いと思います. 例えば, 自分が担当した患者の症例に関するプレゼンテーションや日々の臨床で生じた疑問点を質問する場合, また仕事だけではなく人生の先輩として相談をする場合など様々な場面が考えられます. ここでは, 研修医として上級医にどのように相談をすれば良いか, いくつかのコツに関して解説していきたいと思います.

1　指導医は忙しい！ でも積極的に質問を

　まず大前提として, 忙しい研修医生活を送っているあなたと同様に指導医の先生も忙しいです. かといって, 上級医への相談を控えることを勧めるわけではありません. 当然皆さんは研修医生活中, 自分だけではすぐに解決することができない問題を, 多く抱えることになります. その時は上級医の先生たちに自らコンタクトを取り, 積極的に相談してみましょう. ここで最も伝えたいポイントは, 当たり前のことですが, 社会人として礼儀やマナーをわきまえ, 相手の時間を大事にするということが重要です. 具体的には以下のようなことが挙げられます.

・上級医に相談をしたいことを伝え, 相手の都合が良い時間を尋ねる.
・相談をする際には要件を的確に伝える.

2 自分が分からないことを質問・相談する場合

　上級医に質問をしたり，何かの教えを請ったりする際に一番大事なポイントは，「教えられ上手」になることです．人間の心理として誰もが，自分の行為に対して興味を示してくれる人を好み，自分が喜びを感じるものに時間をかけたいと思います．この心理は「教える」という行為でも同様です．信頼のおける後輩，積極的に頑張っている後輩に対しては手厚く接したり，丁寧に教えたりすることは当然のことです．そのためには，上級医が時間を使って教えて良かったと思ってもらえるような良好なコミュニケーションを取ることが大前提なのは言うまでもありません．では，良好なコミュニケーションとはどういうものでしょうか．具体的には，**表7**のような項目が重要です．

表7　良好なコミュニケーションを取る重要なポイント

1. 挨拶

2. 明るい表情と効果的な相づち

3. 積極性

4. 旺盛な好奇心

5. 率直さ・素直さ

6. 積極的にメモを取る

7. 感謝

　教える側としては，自分が教えたことにより研修医が，その後の学習意欲を高めてくれたり，学んだことを次の患者に活かすことができたりしたら嬉しいものです．またその人に教えたいと思うようになります．したがって，研修医の皆さんは教えてもらった後に「何かができるようになった」「教えてもらった知識が役に立った」と積極的に報告してみましょう．そして忙しい中，貴重な時間を割いて教えてもらえることにも，感謝の気持ちを忘れず，相手に伝えましょう．もちろんお世辞は禁物ですが，「ありがとうございます」「分かりやすかったです」「ぜひ次もお願いします」「先生のおかげでうまく○○できました」など，言葉で伝えることは良好なコミュニケーションの構築につながります．

3 上級医へのプレゼンテーションのコツ

研修医の皆さんが上級医に，自分の担当患者に関してプレゼンテーションを行う機会は多いと思います．ここでは上級医へプレゼンテーションを行うにあたってのコツを，いくつかお伝えします．

1）思いやりプレゼンテーション

症例プレゼンテーションだけではなく，どのタイプのプレゼンテーションにも共通することですが，良いプレゼンテーションの条件として「内容が聞き手の求めているニーズに合致しているかどうか」が挙げられます．聞き手は必要な情報を簡潔に分かりやすく説明してほしいと思うはずです．ちなみに，プレゼンテーションの語源は「プレゼント（贈り物）」であると言われています．そのためプレゼンテーションは相手の立場に立ってみて，相手が何を求めているかを考える，という作業が必要不可欠です．

上級医へのプレゼンテーションには，例えば新規入院患者の「フルプレゼンテーション」，日々の回診や申し送りでの「ショートプレゼンテーション」，他診療科への「コンサルテーションのためのプレゼンテーション」などが挙げられます．これらにおいて一番難しい点は，限られた時間の中でシチュエーションに応じて，あらゆる情報をいかに過不足なく正確に伝えることができるかということです．上級医に相談する前は，入念な準備が必要です．例えば，フルプレゼンテーションの場合，情報をいかに網羅的に集められるかが大前提です．自分の担当の患者について，指導医よりも詳しくなる必要があります．主訴・現病歴・既往歴・家族歴・社会歴・診断はもちろん，もともとの ADL，key person，普段の食事内容，患者を取り巻く家庭環境などについて，細かく追求し把握することが重要です．フルプレゼンテーションといえど，いかに有意義な情報（pertinent positive/negative）を組み合わせて，プレゼンテーションを組み立てていくかが鍵となります．

一方，ショートプレゼンテーションの場合，最も重要なことは「断捨離力」です．自分が集めた情報を相手のニーズに合わせて一気に切り捨て，できるだけ重要事項の高い順に伝えていく必要があります．せっかく自分が時間をかけて集めた情報は上級医にすべて伝えたいと思うことは当然の心理です．しかし，必ず聞き手にあるということは忘れてはいけません．余計な情報を追加すればするほど時間が増えます．いかに上級医に患者をイメージさせて，その後の方針決定をスムーズに議論できるようにすることが重要です．

2）コンサルテーション

　自分の患者を他診療科にコンサルテーションする際，相手が自分より上級医である場合も多いはずです．相談する相手にかかわらずコンサルテーションを行う場合に最も重要なことは，緊急度と相手が必要な情報を冒頭に結論から述べることです．例えば虫垂炎の穿孔のために緊急的な外科手術が必要であるのか，あるいは慢性的な貧血に対するさらなる精査を依頼したいのか，コンサルトする相手がどれくらいの緊急度を持って対応しないといけないかを伝えます．また研修医として，コンサルテーションする先にすべて丸投げにするのではなくて，トレーニングの一環として自分なりに患者を評価しどこまで自分で考えられたか，どこからが分からなくて助けが必要なのかを相手に伝えることが重要です．自分なりのアセスメントを伝えることにより，コンサルテーションされる上級医が研修医にどのような手伝いができるかが分かります．そして，次に同様の症例に出合った時，コンサルテーションを通して学んだ知識や経験を活かすことが可能となります．

▮ 4　さいごに

　研修医の皆さんは上級医への質問や相談，日々のプレゼンテーションやコンサルテーションを通して，多くのことを学ぶことができます．研修医としてのマナーや礼儀をわきまえながら，積極的に上級医とコミュニケーションを取ってみてください．積極性と良好な信頼関係は，皆さんを大きく成長させるきっかけになります．

（松尾 貴公）

3-9　他職種との上手な関わり方

> **ポイント**
> ・多職種で連携してこそ，患者に合わせた医療を提供できる．
> ・患者に尽くそうする心こそ，他職種から信頼を得るために最も重要である．
> ・その他，信頼を得るために，社会人としてのマナーを守る，他職種を積極的に知る，できるだけ直接コミュニケーションを取るなど，把握しておくべき心得がある．

1　良い医療は多職種で臨んでこそ実践できる

　医療の実践には，多職種で協同することが必要です．これは，医療は医師や看護師，薬剤師など，それぞれの職種の専門領域の組み合わせで成り立っている，という話ではありません．その患者にとって良い医療を提供するためには，各職種が異なる立場で患者にアプローチしながら職種間で連携し，その結果生み出される多面的な評価をもとに最善のゴールを目指すことが必要，ということです．

　多職種連携のために，まず皆さんは他職種から信頼を得る必要があります．ここでは，信頼を得るための心得を紹介します．

2　他職種の信頼を得るための心得

　最初に一番大切なことをお伝えすると，信頼を得るために大事なのは，患者のために尽くそうとする心です．その心があれば，必ず他のスタッフに伝わります．逆に，その心が足りなければ他に何をしても上辺だけと見られてしまうでしょう．そうした心を育んでいただくことを前提に，心得を紹介します．

1）社会人としてのマナーを遵守

　挨拶や言葉遣い，身だしなみなどの振る舞いや，時間や約束の厳守，遅滞ない報告・連絡・相談などはしっかりできて当たり前です．オリエンテーションでマナー講習があるかもしれませんが，入職後も真似したいと思う先輩を探して，良いところをどんどん真似するのが良いでしょう．その他，社会人としての基本については，第4章 4-2「社会人としての基本」（→ p.124）もご覧ください．

2）他職種を知る

　他の職種が何をしているか分からなければ，連携は始まりません．積極的に時間をつくり，他職種がどういう業務にあたっているかを見学しましょう．例えば，担当患者のリハビリテーションに同席すると，専門職が何を考え，何をしているかがよく分かります．医療ソーシャルワーカーの退院調整の面談に同席すれば，ソーシャルワーカーの仕事内容とともに退院後の選択肢も勉強できます．各職種を知ろうとする姿勢自体も，きっと信頼の獲得につながりますので，積極的に他職種を知ろうとしましょう．

3）極力，足を使う

　皆さんは日々，他職種へ連絡したり，逆に連絡をいただいたりすることになります．その時に，できるだけ電話で話を済ませず，足を使って会いに行き，直接話すようにしましょう．研修医になりたてで自分の判断に自信を持てない中で，顔も知らない人と慣れない話題について，電話だけで十分なコミュニケーションを取れるでしょうか．顔を合わせてこそ，より良いコミュニケーションが取れます．相談もしやすいです．例えば，入院患者にリハビリテーションのオーダーをするとして，慣れないうちは入院患者のリハビリテーションの目標設定の仕方も，具体的なオーダー方法も分からないと思います．そんな時はとりあえず自分なりに患者の情報を把握して，リハビリテーション部に直接相談に行けば，専門家の皆さんが快く相談に乗ってくださるでしょう．そうすることで，患者により良い医療が提供され，他職種の方は皆さんを知ることができ，皆さんも他職種を知ることができます．良いことばかりなので，ぜひ実践してください．

4）医師としての期待に応える

　他職種と仲良くしようとする研修医がよくしがちなのが、過剰な手伝いです．例えば、看護師が患者をベッドからストレッチャーに移動させようとしている時、患者の状態が安定していて、特に急ぎの状況ではなく、看護師の手が足りていないような場合は、移動を手伝っても良いでしょう．しかし、患者の急変時など、医師としてすべきことがある状況では、まず医師の職務を果たすべきです．その状況で看護師の手伝いをしても、誰も喜びません．皆さんは医師です．他職種からは医師としての働きに期待されています．その期待にプロフェッショナルの医師として十分応えられるよう研鑽を積みましょう．

5）どんな時も平静の心を保つ

　疲労や多忙、空腹、陰性感情（怒り、嫌悪感など）がある時こそ本性が出ます．そういう時こそ、平静の心を保つように心がけてください．そういう時こそ、丁寧に対応してください．感情に任せた対応をした結果、「あの先生は話しかけづらい」なんて思われたら、皆さん自身はもちろん、患者にとっても不利益となります．自分の状態をなんとなくモニタリングするようにし、状態が悪い時こそ一層注意する習慣をつけてください．

▌3　多職種カンファレンスに積極的に参加しよう

　多職種カンファレンスは、週1回などで定期開催されているカンファレンスと、退院前カンファレンスが代表的です．いずれも各部署から専門家が集まり、治療と退院についての話し合いがなされます．多職種連携がどういうものか勉強する貴重な機会なので、ぜひ積極的に参加してください．特に、複雑な社会背景で退院が容易に見えない症例や、疾患のため深いスピリチュアル・ペインを抱えている症例などで、多職種の強力な連携、多面的アプローチが発揮されますので、ぜひ他職種の姿をよく見て学んでください．もちろん、そういう場での上級医の言動、振る舞いもよく見てください．そうした先輩方に混ざりながら、相談したいこと、すべきことを積極的に見つけて、相談してください．

4 さいごに

　他職種から医師への相談はハードルが高くなりがちです．皆さんから積極的に相談するようにしつつ,受けた相談に真摯に答え続ければ,そうしたハードルはどんどん低くなっていきます．それと同時に少しずつ信頼が育まれるでしょう．患者により良い医療を提供するために多職種連携は不可欠です．ぜひ積極的に，上手に他職種と関わってください．

（橋本 恵太郎）

コラム3　当直の時って，どうやって学んだらいいですか？

　「当直が心配」という方は多いと思います．どんな症例が来るか分からない救急外来での初期対応をするので，心配で当然です．では，どう備え，どう学ぶかをお話しします．

1. 当直前の学び方

　様々な症候や外傷の診方について，できる限り事前に勉強しましょう．救急診療についての研修医向けテキストを少なくとも1冊は読みましょう．

　勉強の順番は心肺停止や気道緊急など，ABCDE の順がお勧めです．本を見る余裕がない状況への対応はあらかじめ身についていないと，実際に出くわした時に動けません．

2. 当直中の学び方

　できる限り上級医に相談し，自分の診断や治療プランが適切かを確認しましょう．胃腸炎にしか見えない虫垂炎や，痛みが全くない心筋梗塞など，当初の印象と全く異なる診断となることがしばしばあります．見逃しを防ぐためにも，自身の勉強のためにも積極的に相談してください．

3. 当直後の学び方

　時間を空けずに一緒に当直をした上級医と振り返りをしましょう．診療は適切だったか，より効率的なマネージメントのコツは何かなど，ぜひ聴いてください．そうして見つけた課題を勉強し，次に備えてください．

　また，診た症例はログを作成し，経過を追いかけましょう．診断が確かだったか，初期対応は適切だったかを知る貴重な機会です．

　このような1～3の繰り返しで救急外来での力は伸びていきます．

（橋本 恵太郎）

第4章

研修医は
労働者

4-1　研修医は労働者なの？

> ポイント
> ・研修医は労働者であり，誠実で責任のある仕事をし，その対価を得ることができる．
> ・研修医の働き方改革や労働時間制限は研修医の労働環境に大きな影響を与えている．
> ・労働条件の理解，効率的な業務，健康管理は現代の労働者の必須のスキルである．

　研修医は臨床医になるための重要な研修の一つです．しかし，医学生とは異なり，研修医というのは**労働者**です．労働者とは，「使用者のもとで，自己の労働力を提供し，その対価として給与・賃金を得るもの」と定義されます．労働者には労働基準法などに則り，様々な権利と義務があります．その詳細は割愛しますが，端的に言えば「給与が保障され，健康や生活が守られる」権利がある一方で，「誠実に責任を持って働く」義務があります．

　現代の研修医が労働者として働く上で，重要なことが 3 点あります．まずは，**研修医の働き方改革と労働時間制限**です．どの研修病院においても重要視されており，研修環境も大きく影響を受けています．労働時間が短縮されるため，より効率的な働き方が求められます．次に，**チームでの働き方**です．病院には他の医療職や事務職が多数存在しており，研修医はその方たちとの連携が求められます．労働時間制限により，引き継ぎやタスク・シフティングが増えていることも背景にあります．最後に，**健康管理**です．研修医の労働環境は改善しつつありますが，実は研修医のバーンアウトやうつはそれほど減ってはいません．安全な医療を提供するためにも，健康管理はとても重要です．

　ここでは，労働者としての研修医についてその背景を解説していきます．特に，現在の研修医への影響が大きいトピックとして，働き方改革と労働時間制限に注目していきます．

1　研修医は労働者ではなかった？

　日本において，臨床研修が始まったのは 1946 年であり，当初は「イン
ターン制度」と呼ばれていました（医師国家試験も同時）．でも，実はこの
初期の制度においては，研修医は給与がなく，身分の保証もありませんでし
た．なぜなら，研修医はあくまで教育としての研修を受けており，その活動
は労働ではないと考えられていたからです．「労働者」ではない研修医には
労働者として労働時間や休暇の保証がされず，過酷な勤務状況にありました．
1968 年の臨床研修制度が新しく導入され，研修医に手当が支払われるよう
になり，教育の質は改善しました．ただ，この研修への参加はあくまで努力
義務であり，またアルバイトをして生活を担保する研修医も多くいたようで
す．研修医が労働基準法上の「労働者」であると判断されたのは，1998 年
の研修医の過労死事件においてです．この判決を受け，厚生労働省は研修医
に労働基準法の規定を適応する方向で検討し，2004 年に現行の研修医の新
医師臨床研修制度が開始されました．ここでは，十分な給与の支払いやアル
バイトの禁止が導入されています．

　しかし近年では，研修医の「労働者」としての側面が再度注目されていま
す．新臨床研修制度の中でも長時間労働が継続して行われており，その健康
被害や過労死が社会問題となっています．2018 年の厚生労働省の調査では，
20 代の医師が最も長く働いており，週あたり平均 76.1 時間働いているこ
とが判明しています [1]．これは月 100 時間以上の時間外労働に相当する労
働であり，多くの研修医が「過労死ライン」を超える労働を行っていること
が改めて示されています．

2　研修医の労働時間制限

　2018 年，日本政府は日本の労働者の働き方改革を推進するための一連の
施策を制定しました．その施策の柱の一つは長時間労働の是正でした．新
たな労働時間の規制では，時間外労働時間が月 45 時間，年 360 時間に制
限されることとなり，大企業を中心に 2019 年 4 月から施行されています．
なお，日本では 1 日 8 時間，週 40 時間が法定労働時間であり，それを超
える労働時間を「時間外労働」と呼びますが，日本ではそれ以前に時間外労
働の上限規制はありませんでした．

　しかし，医師（研修医を含む）においてはその職業の特殊性を考慮され，

働き方改革の施行が 2024 年まで 5 年間延期されることになりました．さらに，医療体制の維持のため，厚生労働省の検討会は，医師の時間外労働時間の上限を年 960 時間とし，研修医については医師養成や医療システムの維持の観点から，例外的に時間外労働上限を年 1,860 時間まで延長可能とすることを提案しました．これらの議論を経て，2021 年 5 月に医師の働き方改革関連法案（医療法）が成立しました（**表 1**）[2]．この法案の中では，一般的な勤務医の時間外労働上限は原則年 960 時間と取り決められ，これは「A 水準」とされます．例外として，地域医療や救急医療を維持するための医療機関で働く医師には「B 水準」，**研修医や高度技能獲得を目指す医師には「C 水準」が 2035 年まで適用でき，年 1,860 時間の時間外労働を実施することが可能**となりました．なお，その他の規制として，連続勤務時間は最大 28 時間，勤務間インターバル 9 時間の確保も定められ，「A 水準」では努力義務であるが，「B 水準」「C 水準」では健康確保措置としてそれらが義務付けられました．

　研修医に「A 水準」あるいは「C 水準」を適応させるかは，研修病院に委ねられています．自身の研修病院がどちらの水準を採用しているかは入職時に確認するようにしましょう．

表 1　医師と研修医の労働時間制限

対象	時間外労働 / 年	総労働時間 / 週 （換算）	勤務間インターバル・ 連続勤務時間制限	施行開始
全労働者	360 時間	48 時間	—	2019 年
一般医師 （A 水準）	960 時間	60 時間	努力義務	2024 年
地域医療 （B 水準）	1,860 時間	80 時間	義務	2024 年
研修医など （C-1 水準） 専門医など （C-2 水準）	1,860 時間	80 時間	義務	2024 年

（厚生労働省．働き方改革を推進するための関係法律の整備に関する法律（平成 30 年法律第 71 号）の概要より作成）

3 労働時間制限が臨床研修に与える影響

　労働時間制限は研修医の労働環境に大きな影響を与えますが，その影響はポジティブなものとネガティブなものがあります．さらに，研修医の労働者としての側面だけでなく，学習者，医療従事者としての側面にも関連してきます．

1）労働者目線での変化

　まず，労働環境の変化としては，勤務時間が短縮することで勤務形態が変化しています．特に影響が大きいのは**夜間当直**でしょう．今までの一般的な夜間当直は，通常日勤の後に時間外労働として夕方から朝まで行っていましたが，この形式の当直は減ってきています．なぜなら，この当直では，1回あたり10時間以上の時間外労働が発生してしまうからです．新しい当直のパターンとしては，夜間当直を通常勤務（その代わり日勤を休む）としたり，1回あたりの時間を短縮化したりと複数の形があります．通常勤務においても，始業時間と終業時間がより厳しく管理されるようになり，効率的な働き方が求められるようになります．週末の勤務も短縮・制限されようになった病院が多いでしょう．これらの勤務形態の変更により，多くの研修医は**シフト勤務**となっています．平日に休みが入ったり，休日に勤務が入ったりと働き方が複雑になります．働き方改革の一環で，有給休暇の取得が義務付けられたこともそれに拍車をかけています．

　勤務時間が減ることによる恩恵としては，健康や生活への影響は大きいでしょう．長時間労働は研修医の疲労，不眠，うつ症状やバーンアウトなどの**メンタルヘルスの悪化**と関連しており，それらを改善させられる可能性があります．さらに，私生活に使える時間が増え，生活をより豊かにすることができるでしょう．一方で，研修医の労働時間短縮の悪影響としては，**労働圧縮**の問題はよく挙げられます．労働量を変えずに労働時間を短縮することで，労働の密度が上昇します．すると，労働時間内に学びやコミュニケーションの時間が減り，さらに医療ミスのリスクが上がってしまいます．

2）学習者目線での変化

　労働時間制限は研修医の学習にも影響します．当たり前ですが，労働時間を減らすことで担当患者数は減り，患者から学ぶ機会が減ります．さらに，カンファレンスやレクチャーなども減らされる傾向にあるでしょう．一方で，

勤務が早く終わるようになるため，自己学習する機会は増やせるようになるかもしれません．

この観点においては，**自己研鑽**と労働時間の区別を理解するようにしておいてください．細かいルールは病院などにより異なりますが，「使用者の指揮命令下に置かれている時間」はすべて労働時間に該当します．労働時間の管理が厳密になされるようになっているため，この辺りも注意して過ごしましょう．

3）医療従事者目線での変化

労働時間や夜間当直が制限されることで疲労や睡眠不足が減り，患者ケアにおいて集中力や注意力が高まります．結果的には，診療の中でミスをする回数が減ることが予想され，患者安全へのよい影響が期待できるでしょう．一方で，シフト勤務が導入されることで，引き継ぎが増え，責任の所在が不明確になります．さらに，多くの医療職の労働密度が上がるため，より忙しくなり，意思疎通が困難になります．そのような現場では医療ミスが起こりやすくなります．

■ 4　研修医はどのように過ごせばいいか

労働時間制限の中で研修医は，一体どのように過ごすべきでしょうか．ここでは，いくつかのアドバイスを送りたいと思います．

まず，**労働条件や労働環境についてよく理解する**ようにしましょう．ローテーションが変わるごとに，勤務のあり方やシフト管理は大きく変わります．また，連携病院の勤務となれば，夜間当直などのシステムもかなり違うかもしれません．自身の労働条件を確認せずに勤務を行うと，様々なトラブルのもとになります．勤務のことで不明瞭な点があれば，上長に早めに確認するようにしましょう．

次に，**効率の良い仕事を心がけましょう**．労働時間は短くなってはいますが，労働時間内はより忙しくなっています．効率のよい仕事をするためには，仕事の工夫，コミュニケーションの工夫が求められるでしょう．業務が逼迫するとどうしても教育が後回しになってしまうため，自身の成長のためにも業務を効率的にこなしていきましょう．

最後に，**我慢しすぎない**ことです．研修医の勤務は労働時間制限が加わったとしても，忙しい仕事であることには変わりありません．慌ただしく，ミ

スの許されない環境の中で，研修医に与えられている負担は大きいです．自身の身体があげている悲鳴を無視せず，休みが必要だと思えば上司とちゃんと相談しましょう．

┃5 さいごに

　残念ながら，医学部において研修医の労働者としてのあり方に関する教育はとても乏しいのが現状です．ある意味，研修医が最も不得手なところが，この労働者としてのあり方でしょう．さらに，労働時間制限などにより，その労働環境は大きく変化してきています．先輩や上司に教えを乞い，研修のうちにしっかりと良い働き方を体得するようにしましょう．

【引用・参考文献】

1）厚生労働省 医政局 . 医師の勤務実態及び働き方の意向等に関する調査（平成 29 年 4 月 6 日）.
　　https://www.mhlw.go.jp/file/05-Shingikai-10801000-Iseikyoku-Soumuka/0000161146.pdf（閲覧日：2023 年 11 月 20 日）
2）厚生労働省 . 働き方改革を推進するための関係法律の整備に関する法律（平成 30 年法律第 71 号）の概要 .
　　https://www.mhlw.go.jp/content/000332869.pdf(閲覧日:2023 年 11 月 20 日)

（長崎 一哉）

4-2 社会人としての基本

> ポイント
> ・社会人として求められるマナーは挨拶や清潔感，時間厳守など常識の範囲であり，遵守して当然である．
> ・マナーに反した行動をしていても，そうそう周囲からは指摘されない．行動は繰り返すうちに癖となる．積極的に学びにいかない限り，適切なマナーは身につかない．

1　社会人としてのマナーは遵守して当たり前

　医師として働く上で社会人としてのマナーの遵守は当然のことです．組織には様々な職種，年齢，性別，背景の方がいます．お互いにマナーを守り，尊重の姿勢を示しあうことで，コミュニケーションや連携ができます．また，患者の前に立つ研修医は，患者から見れば病院の顔です．病院の代表として恥ずかしくない振る舞いを身につけてください．

2　代表的マナー

1）挨拶はしっかりと

　挨拶は円滑なコミュニケーションの始まりです．「おはようございます」「お疲れ様です」など TPO に応じた挨拶をしましょう．「お疲れ様です」は一般には目上にも目下にも使える汎用性が高い挨拶とされていますが，「疲れていないのに，どうしてそう言うのか」と不快に思われる場合もありますので注意してください．

2）服装は清潔感を保つ

　医療職に清潔感は必須です．身だしなみに気をつけましょう．白衣を着崩さないようにしましょう．前ボタンを開けて着崩すと，こなれている感じが出るかもしれませんが，「だらしない」「偉そう」と思われます．注意してく

ださい．また，血液をはじめ体液が付着した衣類は速やかに着替えてください．そのため，白衣や靴など，身につけているものすべてに予備があった方が安心です．

3) 会話は相手に合わせて行う

　相手の立場や職種にかかわらず，敬語を用いるのが基本です．患者への親しみの表現なのか「タメ口」を使う医療従事者がいます．自分よりはるか年上の方に，はるか年下の若輩者が敬語を使わず話す様子が他者からどう見えるか，よく考えてください．同じく「おじいちゃん」や「看護師さん」も相手が誰かを気にしていないと示す行為になりますので，避けてください．

　言葉の表現や，声の大きさ，距離などは相手に合わせましょう．患者が相手であれば専門用語の使用は避けるべきです．難聴があれば声は大きくないといけないでしょう．スムーズなコミュニケーションができるように，常に相手に合わせてください．

　会話に関連したところでは，患者に紙やモニター上で何かを説明する時には文字（フォント）の大きさにも注意を払いましょう．

4) 時間を守る

　朝の診療科回診や多職種カンファレンスなど，開始時間が設定されている集まりが多数あります．時間に余裕を持って行動するようにしてください．特に理由もない中で約束の時間を破るのは，信頼を大きく損ねます．患者の急変などで仕方がない理由で遅れる時も，会のまとめ役に遅れる旨を速やかに連絡しましょう．

5) 遅滞のない報告・連絡・相談

　いわゆる「ほうれんそう」は働く上で非常に重要です．これらの遅延が診療の律速段階とならないよう，常に極力スムーズに行うよう心がけてください．後述の第4章4-3「医療チームの中での研修医の働き方」（→ p.128）でまた扱います．

　業務上のメールの返信もここに含まれます．返信を忘れないように，極力読んだらすぐ返信しましょう．そのためにもメールは返信する余裕がある時に読むようにしましょう．

6）プライバシーの厳守

SNSの発達もあり，プライバシーの厳守はオリエンテーションをはじめ強く指導されていると思います．院外への個人情報の持ち出しが厳禁なのは言うまでもありません．大部屋で患者に踏み込んだ話をするのも避けましょう．また，研修医は患者リストを持ち歩くことが多いと思います．決して紛失しないようにしてください．

7）電話をかけた時のマナー

電話をかけたら，まず挨拶をして，相手の状況を確認しましょう．相手が多忙であれば，よほど急ぎの件でなければかけ直しましょう．相手の状況の確認なしに，要件を伝えようとするとトラブルのもとになります．

8）他者を批判しない

患者・家族，病院内スタッフ，紹介元紹介先の医療機関など，あらゆる他者の批判をしないようにしましょう．悪態をつきたくなるような行動を他者がしているように見える時もあると思います．その時点での他者の立場でなければ，その行動の本当の理由は分かりません．自分が他者ではない以上，批判は厳に慎むべきです．また，他者を批判する様子は周囲からの印象も非常に悪いこともよく覚えておいてください．

▍3　マナーの身につけ方

マナーは1回のレクチャーで身につくものではありません．マナーを身につける上で恐ろしいのは，マナーが守られていなくとも，相当な状況でなければ他者からはそうそう指摘されない，ということです．日々の繰り返しの中で，いやがおうにも癖として身につきます．癖になる頃には修正が難しくなります．臨床研修開始直後こそ，マナーを身につける唯一無二の期間です．先ほどご紹介したマナーについて，それぞれ得意とする方が近くにいるはずなので，ぜひ積極的に真似してください．

4 さいごに

　マナーこそが社会人の基本です．患者に接する時もスタッフと仕事をする時も，常に身につけたマナーが無意識のうちに表れ，コミュニケーションに影響を与え続けています．ぜひ医師として恥ずかしくないマナーをしっかりと身につけてください．

（橋本　恵太郎）

4-3 医療チームの中での研修医の働き方

> **ポイント**
> ・チームでの研修医の役割は，チームのタスクの実行役，他職種からの連絡窓口，医学生の教育である.
> ・個人のパフォーマンスより，チームとしてのパフォーマンスが患者にとって重要である.
> ・より良いチームとなるには，メンバーがお互いの価値観を理解し，役割分担を明確化し，それぞれが自律的に動けるよう努力する必要がある.

1　チームの一員としての研修医

　研修医，専攻医，指導医からなるチームの一員として，あなたに期待される役割とは何でしょうか. 研修医は上級医からの指示を待って，それを果たせば良いわけではありません. 自身の役割を把握した上で，積極的に動くことが期待されています. 研修医の役割は大きく3つあります. すなわち，1）チームのタスクの実行役，2）他職種からの連絡窓口，3）医学生の教育です. それぞれを見ていきましょう.

2　研修医の役割

1）チームのタスクの実行役

　通常，指導医は責任者で，専攻医が立案役，研修医が実行役です. ほとんどのプランを専攻医が考え，研修医はそれを速やかに確実に実行します. 具体的には，処方をはじめ各種オーダーを入れたり，他科へのコンサルテーションを行ったりします. 日々のカルテ記載をはじめとした，ルーチンワークも研修医の大事な業務です.

　チームの一員としてタスクを果たす以上，実行できればそれで終わり，というわけではないです. 終わり次第，上級医に報告する必要があります. 報告の方法はタスクの内容によりますが，直接報告することもあれば，カルテ

にタスクを実行した旨を記載し，それが報告を兼ねる場合もあります．

　受けたタスクは実行することが基本です．もし，実行ができない，あるいは遅れそうということがあれば，速やかに上級医に伝えてください．状況によって，上級医が「遅れてもいいから後でやっておいてほしい」「それなら自分が代わりにしておきます」など判断をするはずです．大切なのはチームとして，滞りなく業務を行うことです．報告・連絡・相談を遅滞なく行い，自分の中に情報をとどめることでチームの診療が止まらないようにしましょう．

　1日の中で受けるタスクが一つということはありません．通常，複数のタスクを預かります．マルチタスクとなり，実行する順番には注意が必要です．どれから行えば良いか分からなければ，上級医に相談しましょう．基本的には，「緊急で重要」「緊急ではないが重要」「緊急だが重要ではない」「緊急でも重要でもない」の順番に行います（**図 1**）．受けたタスクを決して忘れることがないよう，電子カルテ上など，どこかに忘れずメモしましょう．紙にメモする場合は，それを決して紛失しないようにしてください．

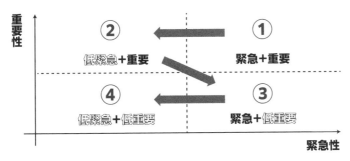

図 1　緊急性と重要性によるタスクの分類と取り組む順序

2）他職種からの連絡窓口

　他職種からの連絡は皆さんが受けることが多いでしょう．連絡の内容は，オーダーについての確認であったり，退院調整であったり，急変の連絡であったり様々です．皆さんの PHS がよく鳴って緊張するかもしれませんが，連絡を受けたその場で判断し解決しなければいけない，というわけではありませんので安心してください．まず，あなたがすべきことは**連絡内容を忘れないようにメモを取ること**です．その上で上級医に相談して対応してください．自分で判断できると思った件は判断して良いと思いますが，その後，必ず上

級医に報告しましょう．大切なのは，受けた連絡を必ずチームで共有し，必ず対応することです．他職種からの連絡には必ずなんらかの意味があります．受けた連絡を結果的に無視することになれば，患者の不利益となりますので，注意してください．

3）医学生の教育

　実習や見学などで医学生がいる場合，その教育も研修医の大事なタスクです．医学生の勉強の程度や希望に合わせて，知識や技能を伝えてください．皆さんが研修医 1 年目なのは，当たり前ですが 1 年間だけです．その後は学年が上がるにつれてどんどん後輩が増えますので，指導にも慣れてください．詳しくは第 2 章 2-9「医学生や後輩に指導できますか？」（→ p.67）をご覧ください．

▌3　より良いチームになるために

　チームを構成するのは人間です．知識や経験，価値観に違いがあれば，体調や感情もあります．「初めまして」で，いきなり最高のチームになることはありません．チームメンバーがお互いを理解し合うことで，良いチームを目指せます．
　チームビルディングには 4 つの要素があると言われています．すなわち，目標設定，役割の明確化，問題解決，対人関係です．それぞれ簡単に説明します．

1）目標設定

　チームと個人の目標を早期に設定し，途中途中で振り返りをしてください．この過程でお互いの価値観を知ることもできます．

2）役割の明確化

　各メンバーの役割を明確にすることで，それぞれが動きやすくなります．一度決めた役割も，実際にチームとして働いてみて，変更が必要と思えば変更してください．流動的に最適化してください．

3）問題解決

　患者のプロブレムだけではなく，チーム運営上の問題を含めて，適宜チー

ムで共有し，チームとして解決してください．皆さんが専攻医になんらかの改善を求めたいと感じたものの，直接は言えない場合は主治医や診療科長など，専攻医以上の上級医に相談してください．

4）対人関係

チームのメンバーはお互いにサポートし合い，コミュニケーションを十分に取り，より関係性を深めることが必要です．最初はお互いのことを知らないため，緊張することが多いでしょう．一緒に仕事にあたるにつれて，お互いのことを理解できるようになります．馴れ合うのではなく，プロフェッショナル同士としてお互いが気持ち良く働けるように尊重し合いましょう．

▌4　さいごに

研修医として働くにあたり，頑張りたいという気持ちや業務への不安など，様々な気持ちが日々交錯していると思います．患者にとって大切なのはあなた自身のパフォーマンスより，チームとしてのパフォーマンスです．チームがより良く機能するよう，メンバーである上級医とお互いを理解し合い，より良いチームを目指してください．

（橋本 恵太郎）

4-4 病棟での仕事術

ポイント
・まずは型を身につけることから始めよう.
・チェックリストを参考に業務をもれなく行えるようになろう.

1 病棟での仕事にはどういったものがあるのか

　研修医の基本的診療業務としては，①一般外来診療，②病棟診療，③初期救急対応，④地域医療の 4 つが挙げられます.

　そのうち病棟診療とは，**「急性期の患者を含む入院患者について，入院診療計画を作成し，患者の一般的・全身的な診療とケアを行い，地域医療に配慮した退院調整ができる」** という定義[1]がなされており，臨床研修修了時には「指導医がそばにいなくても,必要時には連絡が取れる状況下であれば,（中略）一人で診療しても対応可能なレベルまで診療能力を高めることが研修修了の要件である」と記載[1]されています. つまり，主に急性期の疾患・症候に対する診療能力もそうですが，それ以外に入院時や入院中，退院時に必要な事務や書類関連の業務なども遂行することが求められています.

2 何ができると良いのか

　実際に病棟診療では何ができるようになると良いのでしょうか. 入院するからには医学的な何かしらの問題があり，それを解決することが最も大事な要素となります. それを達成するために**表2**のようなことが必要です.

表2 問題解決に必要な要素

1. 患者の評価（病歴聴取・身体診察）
2. 評価に基づいた検査・治療計画
3. 上記を踏まえた指示や検査などのオーダー
4. ルーチンで必要な事務作業

表2の1〜3に関しては，個別性が高いのでここでは省きます．臨床研修の間は，まず1のレベルを高め，それを上級医・指導医へ適切に報告できるレベルを目指すと良いでしょう．

では4に関しては，どのように行っていくのが良いのでしょうか．やることの大筋は決まっているため，ルーチンワークはチェックリスト化するのが良いと言われています．ここでは，一番時間的な制限のある入院時に必要なこと（**表3**）を解説した後に，入院時（**表4**）・入院期間中（**表5**）・退院時（**表6**）のチェックリストを共有します．

表3 入院時に必要なこと

DPC 入力	研修指定病院の多くは，DPCを導入している．DPCは病名や治療内容に応じて分類される診断群を分類し，分類ごとに1日当たりの入院費用を定めた医療費の計算方式．入力することにより，会計や医療事務などの業務が開始できるため，なるべく早期の入力が望ましい
入院診療計画書 作成	患者の診療を担当する医師は入院した日から起算して7日以内に入院診療計画書を作成し，患者またはその家族に対してその書面を交付して，適切な説明を行わなければならないということが法律で規定されている．各病院のフォーマットに沿って必要な項目を埋める必要がある ※交付しなくてもよい場合もまれにある
入院指示 オーダー	バイタルサイン測定の間隔や頻度，起こりうるイベントに対する対応などを事前に指示．各施設での違いが大きいので，上級医にその施設のやり方を聞きながら行う
検査 オーダー	必要な血液検査などの検査オーダーをする．必要な検査を必要なタイミングでオーダーする

表3 （つづき）

輸液 オーダー	輸液の必要性の判断や輸液の種類の選択，投与速度の決定などを行う．まずは入院当日分だけでも OK
処方 オーダー	もともと内服していた薬剤を継続するかどうか，新しい内服薬を開始するかなどを確認し指示する．急性期の疾患群では臓器障害・特に腎障害が起きていることが多いのでその点のチェックと腎機能に応じて調整が必要な薬剤がないかの確認が必要
食事 オーダー	食事を含めた経腸栄養について検討 いつ始めるか，どのような形態で始めるか，どれくらいの量・カロリー・タンパク量で始めるか，などを検討．施設にいれば栄養士と相談するのも良い．経腸栄養が難しい場合は，代替手段に関して検討を行う
リハビリテーション の適応 / 必要性の判 断およびオーダー・ 安静度の指示	リハビリテーションが必要な病態がある場合は，そのオーダーをする．理学療法・作業療法・言語聴覚療法などの種類があり，どのリハビリテーションが必要かはその都度検討が必要
ADL （日常生活動作） の確認	D：Dressing（着る） E：Eating（食べる） A：Ambulating（歩く） T：Toileting（トイレ） H：Hygiene〔衛生（入浴）〕
IADL （手段的日常生活 動作）の確認	S：Shopping（買い物） H：Housekeeping（掃除） A：Accounting（お金の管理） F：Food preparation（調理） T：Transport（乗り物に乗れる）
治療の強度 についての相談 （いわゆる Code）	本人に確認できれば一番良いが，急性の病態での入院の場合は意思決定能力や意識レベルの低下が見られることがあるので，その場合はこれまでに治療の差し控えの議論があったか，事前意思の共有がなされているかなどを確認．ここは研修医だけでは行わず上級医と一緒に確認することをお勧めする
病状説明 （本人±家族） →説明内容の診療録記載	入院時の説明は暫定的になることも多いのでその点をお伝えしておく．" 家族 " 説明も大事だが，" 患者本人 " を忘れない

表3 （つづき）

入院時要約 作成	得た情報をまとめておくと便利 入院中に代わりの医師が対応することもあると思うので，病歴・身体所見や入院時の評価と予定しているプランニングを記載する 最終的にこれを流用し，退院時要約を書くと時間の節約もできる

※必要に応じて
・紹介元 / かかりつけ医への紹介状作成
・他科へのコンサルト・院内紹介状の作成
・退院先についての検討，必要に応じてソーシャルワーカーへの連絡

表4 入院時チェック項目

注射オーダー（ひとまず当日分）
処方オーダー（持参薬の方針を含む）
入院指示
次回採血
入院診療計画書
食事オーダー
リハビリ（PT，ST，OT）
DPC 入力
入院時要約を書く
Code・治療の差し控えに関する相談と診療録記載
退院時期を予想する
紹介元への返事
かかりつけ医への連絡（診療情報提供書郵送）
前医やかかりつけへの問い合わせ（必要があれば）

表5 入院期間中のチェック項目

MILK-STD を毎日確認する		
	M：Medication	内服薬が処方されているか，必要な薬剤の処方 ※ポリファーマシーに配慮できるとなお良い
	I：Infusion	輸液は処方されているか，必要な輸液の処方
	L：Labo	出している検査結果確認，検査オーダー
	K：Karte	カルテ記載
	S：Shiji	指示の変更が必要ないかを確認
	T：ToDo	ToDo の漏れがないか確認，翌日以降の ToDo 作成
	D：Device	デバイス（静脈路や尿道カテーテルなど）の吟味
定期的に本人（家族）へ状況を説明・共有する		
退院時期の目安が分かれば，早めに他職種とも共有する		

表6 退院時チェック項目

退院日の決定
退院指示の入力
退院時処方
退院療養計画書
DPC 入力
紹介先への診療情報提供書の記載
紹介元への診療情報提供書の記載・郵送
かかりつけ医への診療情報提供書の記載・郵送 ※死亡退院した場合も忘れずに
コンサルト科への退院の連絡・今後のフォローについて相談
退院時要約作成

▌3　さいごに

　施設によってはルーチンで必要なことが変わる施設もあると思いますが，おそらく多くの教育病院で求められるであろうことを列挙しました．

　入院時が最も多忙で，やることも多く，煩雑になりがちです．しかしそれだけでなく，入院中や退院決定時にもやることはたくさんあり，受け持ち患者も一人ではないことが多いと思います．そういった場合でも，チェックリストを使い，一つ一つ丁寧にやっていくことで漏れがなくせるようになると思います．

【引用・参考文献】

1）厚生労働省. 医師臨床研修指導ガイドライン―2020 年度版―.
　　https://www.mhlw.go.jp/content/10800000/ishirinsyokensyu_
　　guideline_2020.pdf（閲覧日：2023 年 11 月 20 日）

（小杉 俊介）

4-5 燃え尽きないための健康管理

ポイント
- 研修医は職場において多くのストレスにさらされ，バーンアウトのリスクが高い．
- バーンアウトの主因は，長時間労働，仕事のコントロール不足，同僚や上司からの支援不足である．
- バーンアウトを予防するために，研修医は十分なセルフケア，支援の確保，タイムマネージメントに取り組む必要がある．

1　バーンアウトとは？

　バーンアウト（燃え尽き症候群）は，研修医に起こりうる深刻な問題です[1]．バーンアウトとは，長期間にわたって過度の職場ストレスが適切に対処されずにいる結果，あたかも燃え尽きたかのように意欲の低下などを起こす状態を指します．国内の調査では，研修医の **20～30%** にバーンアウトの症状が見られると報告[2]されています．特に仕事を始めたばかりの研修1年目で頻度が高く，適切に対処することが必要です．

　バーンアウトの主な症状の一つは**情緒的消耗感**です．際限のない仕事やストレスにより，心が消耗し，圧倒され，仕事の思いや意欲などの「情緒的な資源」が枯渇してしまいます．情緒的消耗感が一線を越えると，**脱人格化**という症状が現れます．聞き慣れない言葉とは思いますが，これは相手の人格を無視し，思いやりのない言動や攻撃的な言動をしてしまうことです．うまくいかない原因を他者に求めることで自身の消耗を防ぐための自衛行動です．情緒的消耗感と脱人格化が進行すると，仕事の質が低下し，成果が出せなくなります．この状態になると，**個人的達成感の低下**をきたします．仕事をする価値が分からなくなり，自己否定や辞職・転職につながることもあります．

バーンアウトは仕事の関わりだけの問題ではなく，**心身の不調**をきたすことも多いです．身体的症状としては，慢性疲労，不眠，頭痛や胃腸の問題などの愁訴をきたすこともあります．うつ病，不安症，自殺願望などの精神的な問題を引き起こすことも見られます．

■ 2　なぜ研修医はバーンアウトするのか？

研修医がバーンアウトになりやすいのは，研修医が職場環境において多くのストレスにさらされやすいからです．主なストレス要因としては，長時間労働，仕事のコントロール不足，同僚や上司からのサポート不足などがあります．さらに，重症患者，終末期患者，困難な患者への対応などは大きな精神的負担を与えることがあります．

最も大きな要因は，**長時間労働**です．研修医の仕事は過酷で，研修医はしばしば長時間かつ不規則な勤務を強いられるため，疲労が蓄積し，セルフケアや休息のための時間が足りなくなることがあります．これは，仕事と私生活のバランスを取ろうとしている研修医にとっては，大きな課題となります．国内の研究[3]では，研修医の労働時間が**週80時間以上**（月の時間外労働が160時間相当）になると，研修医のバーンアウトやうつ症状が明らかに増えることが分かっています．働き方改革により過度な労働時間に制限がかけられるようになるため，研修医のバーンアウトが改善することが期待されています．

他にも，研修医は仕事のスケジュールをコントロールすることが難しく，突発的な仕事や指示に戸惑いながら対応することも多いです．結果として，疲労感や無理をしているという感覚につながることがあります．さらに，職場が忙しくなると，同僚や上司，他の医療職からのサポートが得られないと感じることもあり，これは孤立感につながることもあります．また，意思決定において自分にはほとんど自律性がなく，自分の貢献が評価されていないと感じると，達成感の低下や周囲への不満を起こします．

さらに，研修医には多くの期待がかけられています．多くの患者を診療し，多くの仕事をこなし，患者についてよく学ぶことを求められます．このプレッシャーにより，研修医は不全感や劣等感を感じることがあります．

3　バーンアウトをどのように予防できるか？

　バーンアウトの要因の多くは職場や組織の問題であり，研修医個人だけで防ぎえるものではありません．しかし，バーンアウトを予防するには個人での取り組みも欠かせません．ここではバーンアウトの予防について，研修医ができることを主に紹介していきます（**図2**）．

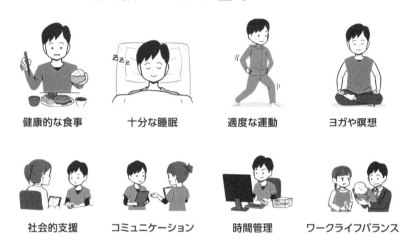

| 健康的な食事 | 十分な睡眠 | 適度な運動 | ヨガや瞑想 |
| 社会的支援 | コミュニケーション | 時間管理 | ワークライフバランス |

図2　個人で取り組めるバーンアウト予防

　まずは，**セルフケア**です．健康的な食事，十分な睡眠や休息，そして適度な運動が推奨されます．さらに，ヨガや瞑想，趣味などのセルフケア活動を定期的に行うことで，ストレスを軽減し，幸福感を向上させることができます．

　社会的支援や十分なコミュニケーションもバーンアウトの予防には重要です．研修医は，自分のニーズや関心事を上司や同僚に伝えることで，支援や協力を得ることができます．もし，自分に余裕があるなら，同僚の支援を行いましょう．研修病院によってはメンターやカウンセラーへ相談することができます．職場の中にいつでも相談できる人を見つけるようにしておきましょう．

　最後に，**時間管理（タイムマネージメント）**です．研修医は，仕事とプライベートの時間の境界を決め，休むべき時はしっかりと休み，プライベートな時間を確保しましょう．そうすることで，過労やストレスを軽減することができます．また，業務の中でも時間管理は重要です．仕事では To-Do

List を作成し，その重要度と緊急度を天秤にかけながら，業務を可能な範囲でコントロールしていきましょう.

職場環境の改善には，労働時間削減，自律性の尊重，支援体制の充実が求められます. また，健康的な生活，休息，ワークライフバランスを尊重する文化の醸成も欠かせません.

▎ 4　バーンアウトの対極：ワーク・エンゲージメント

ここまでバーンアウトについて解説してきましたが，理想的には研修に対して前向きで充実した日々を送ってほしいと思っています. このバーンアウトの対極にある状態のことを**「ワーク・エンゲージメント」**と言います. ワーク・エンゲージメントの状態にある研修医は，仕事への高い満足度，パフォーマンスや生産性の向上，患者の転帰の改善などのポジティブな結果と関連しています.

ワーク・エンゲージメントはバーンアウトの対極にあるため，バーンアウトの対策は必然的にワーク・エンゲージメントを向上させることにつながります. さらに，ワーク・エンゲージメントを高めるためには，自己効力感，自尊心，希望，楽観性，レジリエンスといった**「心理的資本」**と呼ばれるものを向上させる必要があります. それは，研修医の中で成長を感じながら，一つ一つ培っていくものです. 日々の振り返りを行いましょう.

ワーク・エンゲージメントを高める方策で最も有用なものは，**「チームで仕事をしている」**という意識が重要だとする有名な研究[4]があります. 労働者は同僚や上司との関わりの中での生の体験から多くの学びや活力を得ているようです. 実際にはほとんどの仕事はチームで行うものであり，我々医療者は特にチーム医療として強調されています.「自分がチームの一員である」という自覚を持ち，チームの中でどのような貢献が求められているかを考えるように研修しましょう.

5 さいごに

　研修医, 特に1年目の研修医はバーンアウトしやすいことを認識しましょう. 適切な対処をすることで, そのリスクを減らすことが可能です. また, バーンアウトには早めの対応が肝心です. 自身の身体の声を聞き逃さないようにし, 無理せず研修を過ごすようにしましょう. 仕事は大事ですが, あなた自身が一番大事です.

【引用・参考文献】

1) Harvard Business Review. バーンアウトの処方箋. ダイヤモンド社, 2021.
2) Matsuo T, et al. Resident Burnout and Work Environment. Intern Med. 2021; 60: 1369-1376.
3) Nagasaki K, et al. Association between mental health and duty hours of postgraduate residents in Japan: a nationwide cross-sectional study. Sci Rep. 2022; 12: 10626.
4) Harvard Business Review. 従業員 エンゲージメント. ダイヤモンド社, 2019.

（長崎 一哉）

コラム **4**　プライベートで注意することはありますか？

　プライベートは働く上で重要です．プライベートは確実に仕事のパフォーマンスに影響します．プライベートの安定が充実した仕事の土台となりますので，いくつかの注意点をご紹介します．

1. 健康でいよう

　体は常に資本です．体だけではなく，心の健康も大切です．仕事を忘れられる時間を何かしら設けてください．体にも心にも食事と睡眠，運動が重要です．個人的には，睡眠に力を入れるよう周りに伝えています．1日の1/3近くを過ごす寝床は最大限快適に過ごせるよう，力を入れることを強くおすすめします．

2. 家族や友人，パートナーを大事にしよう

　家族や友人，パートナーは言うまでもなく生活の土台です．皆さんの喜びも悲しみも一番共感してくれるのはそうした方々のはずです．皆さんの一番の味方を大切にしてください．

3. やっぱりお金は大事

　医師は収入が多いというイメージがあるかと思います．そういう方も一部いらっしゃるかと思います．一つ言えるのは，支出が多いということです．講習会の受講，資格の獲得と維持，日々の勉強にお金がかかります（本当に……）．また，食事やレジャーなど何かと高級志向になりがちです．収入が多い分，所得税など税金は高くなり，児童手当など様々な所得制限に引っかかるようになります．思ったほどお金が貯まらないという方がほとんどではないでしょうか．研修が落ち着いたら，資産運用もぜひ検討してください．

（橋本 恵太郎）

第 5 章

研修医のための
"背伸び"の仕方

5-1 研修医からの キャリアの考え方

ポイント

・医師のキャリアは多彩であり，変化の多い時代の中でその将来を予測することは困難である.
・キャリアへのセルフイメージや直感的・主観的な判断もキャリア選択に取り入れていこう.
・仕事は人生の役割の中で一部分でしかないことを忘れない.

　皆さんは,自分の医師としてのキャリアをどのように思い描いていますか.学生や研修医の時からなりたい医師像を決めている方もいますし，まだ将来に悩む方も多いとは思います.

　医師の働き方も多様です.多くの方がイメージされる働き方は**臨床医**だと思います.臨床研修も臨床医になることを目標としたものです.その後，研修医から専門分野を定めて専攻医となり，専門医を取得することが一般的です.さらにその後，専門的な診療を継続して，臨床医として独り立ちしていきます.専門とする診療科もそうですが，どこの地域のどういった医療機関で働くかによってもキャリアのあり方は大きく変わります.それに加えて，**教育や研究**に力を入れていく医師もいます.研究を志向する医師はキャリアの初めの方に大学院で博士号取得を目指すでしょう.教育病院で臨床を行いながら，後進を育成する道もあります.さらに最近では，臨床医でない働き方も目立ってきています.研究を中心で行っていく人もいれば，行政機関に進む人もいます.ビジネス領域で起業したり，企業の中で働いたりすることも珍しくありません.

　キャリアを考える上で悩ましいことは将来の予測が困難なことです.今後，日本の医師を取り巻く状況も大きく変わりゆくでしょう.働き方改革やCOVID-19は最近の問題ですが，近い未来においてAIを中心とする技術革新が医療のあり方を急速に変化させていくでしょう.さらに，医学部定員数増加による医師数の将来的な増加は医師の雇用のあり方に影響を与えるでしょう.

ここでは，研修医にとってキャリアを選ぶ上で指針となるようなキャリア理論をまずは紹介いたします．それを踏まえ，私から皆さんにキャリア選択のアドバイスをお送りしたいと思います．

■ 1 研修医のためのキャリア理論

キャリアに対する考え方は心理学を中心に発展してきました．キャリア理論とは，個人が自分自身やキャリアの選択を理解するのに役立つフレームワークのことです．キャリア理論は数多くありますが，今の研修医にとって有用なものとして，1）キャリア・アンカー，2）積極的不確実性，3）統合的人生設計の3つを紹介します．

1）キャリア・アンカー

「キャリア・アンカー」は，組織心理学者のエドガー・シャイン博士によって開発されました．この理論によると，人はそれぞれ，自分のキャリアにおける「アンカー」を定義する一連の中核的価値観と才能を持っています．アンカーには，技術的·管理的な能力，自律性，安全性，創造性などが含まれ，大きく8種類に分類されています（**表1**）．これらの8つのアンカーの強弱のバランスで職業上のセルフイメージが表現できます．

表1 キャリア・アンカー

技術・機能志向
管理志向
自律 / 独立
保障 / 安定
起業家的創造性
挑戦
奉仕 / 社会貢献
ライフスタイル

研修医にとっては，自分のキャリアの軸を理解することで，自分の価値観

や強みに合ったキャリアの選択ができるようになります.

　これに類似した概念として, マイケル・ドライバー博士らが考案した「キャリア・コンセプト」があります. この概念はキャリア・アンカーに時間軸を取り入れたものであり, キャリアを4つのコンセプト (Linear, Expert, Spiral, Transitory) に分類しています (**表2**). 簡単に紹介すれば, **Linear** は組織の中での昇進していく管理志向, **Expert** は個人のスキルや専門性に重きを置いた技術志向です. 近年増えているのは, 個人の成長とキャリアを体験しながら自己探索を行っていく **Spiral**, そして短期的かつ柔軟にキャリアを切り替えていく **Transitory** です.

表2 キャリア・コンセプト

コンセプト	説明
Linear	キャリアアップが明確で, 階層的なはしごを登って成功を収めることに重点を置いている. 管理志向, 安定を重視
Expert	特定の分野での深い専門性を重視し, 熟練と評価を得ることに重きを置く. 自律性, 献身を重視
Spiral	個人の成長と探求に重点を置いた, 直線的でないキャリアパス. 柔軟性と創造性を重視
Transitory	短期的かつ柔軟な形でキャリアを選択し, 多様な経験やスキルを身につけることに重きを置く. 自律性と多様性を重視

2) 積極的不確実性

　現代は VUCA (Volatility, Uncertainty, Complexity, Ambiguity) の時代と呼ばれ, 不確実性が高く将来の予測が困難となってきています. 医師にとっても例外ではなく, 今後医療を取り巻く状況は大きく変わっていくでしょう.

　ハリィ・B・ジェラット博士がキャリアの後期に提示した概念として **「積極的不確実性」** というものがあります. ジェラット博士はキャリアの前期では「連続的意思決定プロセス」という理論を唱え, 情報収集や選択肢の絞り込み, 意思決定の手法といった合理的・認知的な側面を強調しています. 一方で, 変化の大きい社会的背景の中で, 情報の確実性や将来の予測が不確かであることを考慮した「積極的不確実性」という理論を提示しています. こ

れは合理的な意思決定を補完する形で，主観的で直感的な考えをキャリア構築に入れ，キャリアを創造することを提案しています．また，ジェラット博士は前者のアプローチを**「左脳」**を使った意思決定で，後者のアプローチを**「右脳」**を使った意思決定と表現しています．

3）統合的人生設計

統合的人生設計（Integrative Life Planning：ILP）は，サニィ・ハンセン博士によって開発された理論です．ILP は人生やキャリア設計への包括的なアプローチであり，仕事を他の生活上の役割との関係の中で，または人生の中で捉えたものです．この考え方を**「ライフキャリア」**とも呼びます．

ハンセン博士の理論の中で示されているものとして，以下の「人生の 4つの役割（**4L**)」というものが有名です（**表 3**）．

表 3　人生の 4 つの役割

仕事（Labor）	収入を得る活動
学習（Learning）	自己啓発や成長
余暇（Leisure）	趣味やボランティア
愛（Love）	大切な存在と過ごす時間

ハンセン博士はこれら 4 つの要素がパッチワークのようにうまく組み合わされることが重要と述べています．さらに，人生の主要な課題として，グローバル社会への貢献，多様性の尊重，変革への対処，人生の意味の探究などを挙げています．個人の役割を見つめ直しながら，人生課題に取り組むキャリアを提案しています．

2　研修医のためのキャリアアドバイス

研修医のキャリアは多彩であり，ここでは具体的なアドバイスよりはより普遍的なアドバイスを送りたいと思います．

1）キャリア・アンカーを探そう

自身のキャリアを探す時には，「何が得意か？」「何をやりたいか？」「何

をやっている自分が充実しているか？」を自身に問いかけましょう．その答えは，一般的には医師としての具体的なスキルや専門性なものであることが多いでしょう．ただ，それだけでは不十分です．

キャリア・コンセプトで示されるように，キャリアの全体的なセルフイメージを持つことはキャリアを決める上で大きな指針となります．人によっては，組織の中での安定的なキャリアを積みたい人もいれば，医師としての高度な専門性に憧れを持つ人もいるでしょう．様々な働き方を経験しながらキャリアのテーマを探したい人もいるでしょうし，多様な働き方そのものを楽しみたい人もいるはずです．ぜひ「何科を志望しているか？」ということだけではなく，自身がキャリアにおいてどういう要素を重視しているかを一度考えてみてください．

2）左脳と右脳のどちらも重視しよう

多くの方はキャリアを選ぶ時に，十分な情報収集を行い，選択肢を吟味するでしょう．このプロセスはとても基本的なものであり，キャリアを選ぶ時には信頼できる情報を十分集めるところから開始するべきです．しかし，一方で現在のVUCA時代においては，将来の予測は簡単ではありません．また，そもそも多くの情報は主観的に認知されたものです．つまり，収集した情報だけを信じて，選択肢を選ぶだけでは思い通りのキャリアにならないかもしれないということです．

ここで大事なことは，人間の直感力や想像力です．この不確かな時代では，未来のキャリアを切り拓くため，夢や憧れを積極的にキャリアに取り入れていきましょう．自身の専門やメンターを選ぶ時は，自身の直感や気持ちを考慮することを忘れないようにしましょう．

3）キャリアの種を蒔こう

臨床研修では専門分野にかかわらず一人の臨床医となることが目標です．これはあくまで臨床医としての基盤を作る研修です．しかし，その後のキャリアは多彩かつ個別化されたものであり，あなた自身がそれを見つめ，育てる必要があります．

キャリアについて考える機会を定期的に求めましょう．そして，関心がある分野の情報を少しずつ集めるとよいです．あなたが少しでも興味がある分野があるのであれば，キャリアの早期から接点を作るようにしましょう．その分野の医師に声をかけ，ネットワークを形成しましょう．その中で，メン

ターとなる憧れの医師が見つかるととても幸せです．さらに，関連する学会やイベントに参加してみましょう．あなたのキャリアの先にあるものを早い時期から知るようにしましょう．

4) 仕事を人生の一つの役割として捉えよう

　仕事をすることは自分の人生や社会的な役割の一つでしかないことを認識しましょう．家族や愛する人たちと過ごす時間やプライベートを楽しむ時間も人生における重要なことです．自己の成長の実感も不可欠なものです．医師のキャリアにおいて仕事が重要な役割を占めることは間違いありませんが，他の役割とのバランスを意識して全体に調和の取れたキャリアを目指しましょう．

3　さいごに

　医師のキャリアは多彩です．今後の変わりゆく時代において，ますます悩むことが多いでしょう．キャリアに対する普遍的な考え方を知ることは，あなたがキャリアを選ぶ上で一つの指針になるはずです．皆さんが素晴らしい医師キャリアを過ごされることを祈っております．

【参考文献】

・渡辺三枝子 編 . 新版 キャリアの心理学 第 2 版 . ナカニシヤ出版 , 2018.

（長崎 一哉）

5-2　ケースレポートを書いてみたい！

ポイント

・ケースレポートは研修医が初めて書く学術論文であり，臨床医としても大きく成長できる機会である．
・ケースレポートの執筆では，症例から得られる学びや教訓を考えることが最も重要である．
・執筆には多数の工程があるため，タイムスケジュールを作成しながら，計画的に進める必要がある．

今回は**ケースレポート（症例報告）** がテーマです．一般的なケースレポートとは，**症例の経過がまとめられ，文献的な考察を交え，その症例の教訓を提示するもの**です．ケースレポートを書くことは，臨床への理解を深め，文献をうまく活用できるようになることで臨床医としての成長につながります．また，ケースレポートとは学術論文の一つであり，世界の読者に自分の体験と症例の学びを共有することができます．そして，論文を執筆するというプロセスを学ぶこともできます．少し気が早いですが，専門医取得要件に論文出版が必須となっていることもあります．

実は，**研修医が指導医からケースレポートの指導を受けることは決して珍しいことではありません**．臨床現場には日々，様々な学びがあり，その多くに報告する価値があります．また，学会発表や院内カンファレンスの症例発表の後に，指導医からケースレポートを書くことを提案される場面もしばしば見られます．研修医の中には，ケースレポートを書いてみたいと思い，指導医にその指導を願い出ることもあるでしょう．2009 年の国内調査では，4 割強の研修医がケースレポートの作成を行っていると報告されています [1]．現在では，その数は少し減っており，手持ちのデータだと 20%程度ですが（未発表データ），**研修医の 5 人に 1 人がケースレポートにチャレンジ**しています．

しかし，ケースレポートが論文として出版されるまでの道のりは決して短く平坦なものではありません．もちろん，指導医は手取り足取りあなたのことを指導してくれるでしょう．しかし，そこには様々な落とし穴もあり，実際に脱落してしまうことも多いです．ここでは，研修医がケースレポートを出版させるまでの5つの工程（**表4**）を示し，つまずきやすいポイントに絞り解説していきます．

表4 ケースレポート出版までの工程

工程	ポイント
1. 症例の学びを抽出する	
□ 症例の学びや教訓について十分検討した	「まれである」ことだけでは不十分である
□ その学びは読者にとっての学びとなっている	専門医向けか，一般医師向けかで分けて考える
2. 執筆前に事前準備をする	
□ 指導医と共著者が誰になるか確認した	誰が責任を持って指導してくれるかを確認する
□ 患者の同意を得て，同意書を取得した	雑誌によって独自の同意書がある場合がある
□ 投稿する雑誌を3つほど選定した	指導医に必ず相談しよう
□ 投稿要件を確認した	文字数や図表の数の制限は必ず確認しておこう
□ 執筆のタイムスケジュールを作成した	ローテーションとの兼ね合いで考えよう
3. 論文を執筆する	
□ 症例提示を作成する	画像や採血データの図表作成は時間がかかる
□ 考察を作成する	症例，過去の文献，症例のメッセージの3つを関連させる形で執筆する
□ 導入を作成する	読者の興味を引けるように論文の価値を伝える
□ その他：引用文献 / タイトル / アブストラクト	雑誌の投稿規定に従って作成する
4. 最終調整を行い，投稿する	
□ 全共著者に論文の内容を確認してもらった	
□ 英文校正を実施した（英語論文のみ）	どのように費用負担するか確認する
□ カバーレターを作成する	テンプレートを見つけて，それに習って書こう
□ 投稿する	不明点があれば，手を止めて指導医と相談する
5. 投稿後の対応	
□ （Reject）次の投稿先に投稿する	雑誌の投稿規定に合わせる必要がある
□ （Revision）論文を修正する	査読コメントへの返信レターと修正原稿を作成する
□ （Accept）雑誌からの校正を確認する	

工程1　症例の学びを抽出する

　ケースレポートを執筆する上で，最も重要なことは，**その症例の学びや教訓（メッセージ）が何であるか**を考えることです[2]．そして，この症例は今までの文献と異なり，どのような点で独自性（新規性）があるかを考えることです．今までの論文とも比べる必要があるので，この時点である程度関連する論文を読み込む必要があります．なぜこの工程が重要かというと，**読者に与えるメッセージこそがそのケースレポートの価値**であり，ジャーナル側から評価の対象になることに他ならないからです．

　この工程のポイントは3つあります．1つはその症例の学びとは「あなたの学び」ではなく，**「投稿するジャーナルが対象にする読者にとっての学び」**だということです．あなたが投稿しようとしているジャーナルの読者は誰でしょうか．それは主に医師でしょうか，どのような医師が読むでしょうか．投稿する雑誌によっては，それは専門医向けであったり，一般医師向けであったりします．そのケースレポートの読者をイメージすることで，その学びはより明確になるでしょう．次に，**「まれである」**ことは論文の価値ではないということです．先ほどのポイントと少しリンクしますが，まれな事象というのはほとんどの医師が経験しないことです．そうであれば，ほとんどの読者と関連がないことになってしまいます．もちろん，まれな症例だから良くないわけではなく，その症例から多くの読者にとって学びになる教訓が得られれば問題ありません．まれであることを全面に押し出すべきではないということです．最後に，症例のメッセージは**論文を執筆する前に考えるべき**です．ケースレポートを執筆する際は文字数や文献数に限りがあります．症例提示や考察などすべての箇所でポイントを絞っていく必要があります．症例提示をどこまで書くのか，どの検査所見を載せるのか，どのような文献を引用するか，すべてはそのケースレポートが伝えたいメッセージに依存します．

工程2　執筆前に事前準備をする

　まだ書き始めてはいけません．執筆前に事前準備が必要です．

1）指導医と共著者
　指導医からの良い指導が受けられるかは，研修医がケースレポート執筆を

完遂する上で最も重要です. 誰が指導医になってくれるかを把握しましょう. 共著者の数に限りがあることも多いので, 指導医と相談しておくべきです. 共著者の責任者である責任著者が誰になるかを知っておきましょう.

2）患者の同意
　患者（場合によっては家族）に論文執筆に同意いただけるかどうかを必ず確認する必要があります. その際には院内書式の同意書だけでなく, 投稿するジャーナル独自の同意書がないか確認しましょう.

3）投稿雑誌の選定と投稿要件
　指導医と投稿する雑誌を3つほど選びましょう. 投稿する雑誌によって論文のメッセージは変わりますし, 文字数や図表の数などが異なります. また, 投稿料がかかることもあるので, そのあたりも確認しましょう.

4）論文執筆のタイムスケジュール作成
　執筆の工程を自分なりに分解し, 箇条書きに起こしましょう（前述の**表4**は参考になるでしょう）. 研修医の忙しさはローテーションごとに変わるので, どの日程でどのように執筆してくか予定を立てることは研修医がケースレポートを作成する上で重要なポイントです.

▌工程3　論文を執筆する

　ケースレポートは主に, **タイトル, アブストラクト, 導入, 症例提示, 考察/結論, 引用文献**で構成されます[3]. 執筆する順番は自由ですが, 書きやすい順番としては, 症例提示→考察/結論→導入→引用文献→タイトル/アブストラクトを推奨しています.

1）症例提示
　症例提示は, サマリーやレポートで慣れているため比較的書きやすいでしょう. 読者が症例の鑑別診断や経過を理解できるように病歴, 身体所見, 検査所見を具体的に書くべきです. 画像や採血データなどの図表を提示することは重要ですが, きれいに提示するには思ったよりも時間がかかります. 患者個人が特定できるような情報は提示しないようにしましょう.

2）考察 / 結論

　考察はケースレポートにおいて最も重要かつ難所となりえます．書き始める前に，どのようなパラグラフに分けるかを計画してから書き進めましょう．パラグラフの構成要素は，**症例要約とメッセージの提示，過去の文献との比較，症例の学びと臨床への適応，症例の学びの簡潔な提示（結論）**という順に提示することが多いです．このような構成ではなく，疾患に着目し，考察の中盤を疫学 / 病態生理，症状や所見，診断，治療や予後という順にまとめていくこともあります．

3）その他

　導入のパートでは，読者になぜこのケースレポートを読む必要があるか，文献的な考察を踏まえてその論文の価値をアピールすることを意識しましょう．引用文献の書き方は，雑誌ごとに決まっていますので，それを意識するようにしましょう．タイトルは，無駄な表現（例：case reports，review of literatures，first case of ~）を省き，論文の魅力が直接伝わるようにしましょう．さらにアブストラクトは，字数制限を守りつつ，論文の学びやメッセージを強調する形で書きましょう．

┃ 工程 4　最終調整を行い，投稿する

　論文が一旦完成したら，論文投稿前にいくつか行うことがあります．まずはすべての共著者に論文を送り，指導を受けたのちに投稿の許可をいただきましょう．次に，英文で記載している場合は，英文校正を行うことが一般的です．その際英文の修正だけでなく，雑誌の投稿規定に合わせて手直しをしてくれることが多いです．最後に，論文のカバーレターという編集者への手紙を作成する必要があります．

　投稿はジャーナルのホームページから投稿します．投稿は責任著者が行うこともありますが，筆頭著者である研修医に任されることもあります．投稿する時に不明な点があれば必ず立ち止まり，指導医に確認するようにしましょう．

┃ 工程 5　投稿後の対応

　実は投稿してからも，掲載までに時間がかかります．初回投稿から出版ま

での時間は半年以上かかると思っておいた方がいいでしょう．論文投稿後はジャーナルから「Accept（採択）」「Revision（要修正）」「Reject（非採択）」のいずれかの返事が返ってきますが，初めからAcceptとなり修正せずに採択されることはまずありません．基本的に，RevisionかRejectのいずれかで返ってきます．Rejectの返事であれば，修正を加えたとしても，そのジャーナルに掲載されることはありません．この場合は次の投稿先へフォーマットを調整したのち，再投稿することになります．

　Revisionの返事の時は頑張り時です．個人的な経験ですが，ケースレポートでRevisionの時はその後採択される可能性が高いです．Revisionでは査読者のコメントが付いてきますので，それに対応する形で論文を修正します．Revision対応では，最終的に修正した原稿と，査読コメントへの返信レターを作成します．返信レターでは，査読者のコメントに対して一つ一つ「返答」を書き，その結果としてどのように論文を「変更」したかを具体的に書きます．期間が定められていることも多く，このフェーズは時間との戦いです．修正案が査読者に受け入れられれば，ジャーナルに掲載されることになります．

┃ さいごに

　ここでは，ケースレポートの書き方について駆け足で解説しました．論文作成の工程は多いので，**表4**を参考にしながら計画的に，そして「1日1文でも」継続的に進めていってください．

【引用・参考文献】

1) Takahashi O, et al. Residents' experience of scholarly activities is associated with higher satisfaction with residency training. J Gen Intern Med. 2009; 24: 716-720.
2) Shikino K, et al. Five tips on writing case reports for Japanese generalists. J Gen Fam Med. 2020; 22: 111-112.
3) Sun Z. Tips for writing a case report for the novice author. J Med Radiat Sci. 2013; 60: 108-113.

（長崎 一哉）

5-3　留学準備の進め方

> ポイント
> ・臨床留学は，医師としての国際的な視野を広げ，最新の医療技術や知識を学ぶための絶好の機会である．
> ・さらに，多様な文化やコミュニケーションスキルを身につけることができる．
> ・ここでは，研修医の皆さんが臨床留学に向けて効果的に準備し，留学中に最大限の学びを得るためのポイントを解説している．

1　はじめに：臨床留学の意義と目的

1）国際的な視野を広げる

　まず，私が考える臨床留学の意義の一つは，国際的な視野を広げることだと思います．これはもちろん，旅行などでも得られるかもしれませんが，やはり正式な手続きを踏み，現地の医師と同じ土俵でトレーニングを受けることで得られる濃密な時間と，現地の人々や文化との触れ合いは，かけがえのない体験になると思います．母国では常識だと考えられていた医療のスタンダードすらも，ところ変われば異なったものであるということに気づくと思います．単なる見学実習と異なり，臨床留学でレジデンシーに入ることは，正式なカリキュラムを体験するだけでなく，正当に評価を受けることにもつながります．文化の違いや言語の違いで戸惑うことも多い中で，厳しい評価を受けることもあるかもしれませんが，その分レジデンシーが終了した暁には，相当の実力が担保されているという安心感もついてきます．

　国境を越えて，医師として研修をすることで，日本では見られない疾患や，患者の健康や病気に対する考え方や姿勢，そして死生観までも，色々と体験でき，医師としての器が広がったように感じます．
　特にアメリカに留学して思うのは，不合理や不具合を放置せずに次々と変えていこうという姿勢や，若い人にもリーダーシップを発揮してもらい，次々

と組織の変革を促していく文化が，日本で働いていた時にはなかなか得られないものだったという印象があります．

　私自身，総合内科や総合診療に興味があったため，国際的に総合医（ジェネラリスト）の育成をどのようにしているのかという点も大きな興味がありました．結論から言うと，医師の育成は国の方針，歴史，文化，市民のニーズなどの複合的な外的要因に強く影響を受け，その理想像を目指して研修環境を整えていく努力を各国がしないといけないことを感じました．特に「Outcome Based Medical Education（OBME）」と呼ばれる理念を，どのように具現化しているのかを見られるのが留学の醍醐味でしょう．

2）最新の医療技術や知識を学ぶ

　海外で臨床留学をすることで，日本にはまだ導入されていない新薬，治療法，デバイスなどにいち早く触れることも可能になるでしょう．また，最近の医療技術の進歩は著しく「トランスレーショナルリサーチ」と呼ばれるように，基礎研究と臨床研究のつながりが，これまで以上に迅速かつ重要になってきていることを現場で感じることができるのも，海外留学の醍醐味かもしれません．最新の治療法だけでなく，現代医療を支える電子カルテなどの情報テクノロジーや，マクロ医療経済，医療政策，医療の質改善，患者安全など多面的な視野で医療を学ぶことができ，自分の興味が向くままにどんどん自己実現ができる環境に出合えるのも，臨床留学の醍醐味だと思います．

　国際学会などで華々しく発表されることは，表面的なことであり，いかにそれを現場で改革し，浸透させていくのかという水面下の努力は，臨床留学をしていないとなかなか伝わらないかもしれません．

　個人的には，「ファカルティディベロップメント」と呼ばれる指導医育成と臨床医の生涯学習のシステムも大変勉強になりました．

3）多様な文化やコミュニケーションスキルを身につける

　世界を震撼させた新型コロナパンデミックについて，私はアメリカで指導医として体験することができました．報道を見ていると，本当に国によって対応が違うことがよく分かりました．アメリカの対応も，報道だけを見ているとおかしなことだらけだったかもしれませんが，実際に現場で指揮していると，理にかなっていたこともあり，切羽詰まった状況の中で最適な方法を模索している結果であることも理解でき，物事を多面的に見るという勉強になりました．

留学中には，日本人の素晴らしい気質にも気づかされます．私の周りの先輩や後輩を見ていると，日本からアメリカに臨床留学をする人たちは，相当の覚悟と犠牲を払っている分，手を抜かない姿勢，強いパッション，持続的なモチベーション，後輩教育に熱心な態度を示し，周囲の起爆剤として本当に頼りにされている印象があります．謙虚で奥ゆかしい反面，内面に持つ不屈の精神は，分かる人には伝わり，高く評価されることを何度も目にしてきました．

　逆に，もっと日本人として身につけるべきだと感じたのは，プレゼンテーション能力や，あらゆるものに興味・関心を持ち，自分なりの意見を考えた上でしっかりと対話して意見交換していく重要性です．これは幼少期からのトレーニングの違いといえばそうなのかもしれませんが，留学をしなければなかなか気づかない点であったと思います．

▌ 2　留学先選び：プログラムと病院のマッチング

1）病院や診療所の評判調査

　最近では，臨床留学をする日本人が増えており，インターネット上に様々な口コミや体験記が掲載されています．まずは，そのような情報をたくさん調べて，自分なりに興味や方向性を絞っていくのが大事だと思います．注意すべきなのは情報の鮮度でしょう．そういった点では，なるべく知り合いのツテをたどり，ネットワーキングをして，メールや Web 面談で最新の情報を得る努力が必要かもしれません．

　臨床研修プログラムにおいては，過去に日本人や海外医学部卒業生（International Medical Graduate：IMG）の採用があったかどうかは，一つ重要なファクターになるかもしれません（参考：https://www.nrmp.org/wp-content/uploads/2023/03/Match-Rates-by-State-Specialty-and-Applicant-Type-2023.pdf）．そういったところは，留学までの手続きに慣れており，少々の英語でのハンデにも寛容である可能性があるからです．

　病院のランキングなどを見て研修先を選ぶ場合において注意すべきなのは，そういったランキングの指標になるデータは医療の質の分野で集計できる範囲のものであり，決して教育内容や研修プログラムの質を担保するものではないということです．

海外臨床留学の体験をまとめた Web サイトをいくつか紹介します（**表5**）．

表5 海外臨床留学の体験をまとめた Web サイト

米国財団法人野口医学研究所	https://noguchi-net.com/home/program/ （夏冬セミナーあり）
NPO 法人 Team WADA	https://teamwada.net/ （YouTube チャンネルもあり）
在米日本人医療従事者による 情報発信サイト あめいろぐブログポータルサイト あめいろぐネットワーク	http://ameilog.com/ https://ameilog.net/
民間医局®コネクト 海外留学特集ページ	https://connect.doctor-agent. com/ feature/study_abroad/

2）現地の研修医や指導医とのコミュニケーション

　自分なりにネットワークや口コミで情報を集めた後に，できればオブザーバーシップやシャドーイング（注1）という形で実際に現地に赴き，自分の目で見ることをお勧めします．

　これには現地のレジデントの研修環境を見ることや，プログラム全体の雰囲気を味わえることが一つのメリットですが，それと同時に自分自身の診療能力や英語能力が現地で通用するかどうかを見極めることができるというメリットもあります．

　そして，オブザーバーシップをする最大のメリットとしては，オーディションのような役割が挙げられます．書類審査や Web 会議でのインタビューだけで選考にかかるよりも，現地の研修や指導医と交流をして強く印象に残ってもらった応募者の方が，採用側としては安心してランキングに載せることができると思います．

　オブザーバーシップを提供しているプログラムの一覧については，次のような Web サイトが参考になるでしょう（**表6**）．また，留学生のためのフォーラムや SNS グループなども情報収集に役立ちます．

注1）アメリカでの多くの病院は他国からの見学者に対しては，患者に触れることや会話することを公式に禁止している場合があります．そのようなケースでは，担当の責任者の後をついて，医療従事者同士のディスカッションのみに参加することになります．こういった形の見学を「シャドーイング」と呼びます．

表6　オブザーバーシップを提供しているプログラムの一覧

AMA Observership program listings for IMGs	https://www.ama-assn.org/education/international-medical-education/observership-program-listings-international-medical
東京海上日動メディカルサービス㈱「Nプログラム」	https://www.tokio-mednet.co.jp/company/nprogram.html
㈱野口医学研究所（注2）	https://noguchi-net.com/home/program/observership/
一般社団法人 JrSr（ジュニアシニア）	https://jrsr.or.jp/

注2）野口医学研究所は，1983年に米国財団法人野口医学研究所が設立され，野口英世博士の業績を記念し，日本を機軸とした米国をはじめとする世界各国との国際医学・医療交流プログラム促進を趣意としています[5]．現在は，医療・健康に関わるサービスの提供や商品の製造販売を行っている会社で，その収益は米国財団法人野口医学研究所を通じて，医師や看護師，薬剤師などの医療従事者を育成する留学プログラムを支援するために使われています．

3）研修内容と自身の専門領域の整合性

　アメリカの臨床留学をする場合，レジデンシーから入るか，次の段階のフェローシップから渡米するかで大きく2つに分かれます．

　すでに自身の専門領域が確立している場合は，フェローシップも選択肢に入れて考えると良いでしょう．特殊な分野のフェローシップは競争率も少なく，期間限定ではあるものの，マッチする可能性があります．ただし注意点として，せっかくフェローシップを終えてもレジデンシーを経験していないとアメリカの専門医資格が取得できない可能性があります．また，フェローシップは臨床能力や仕事効率の要求度が高く，仕事量の制限も特にないため，レジデンシーで修業していない段階でいきなりフェローシップから渡米すると，苦労する可能性があります．

　なので，まずはレジデンシーから留学することを強くお勧めします．アメリカで指導医としてやっていくための基本的な知識，スキル，態度を鍛える確固としたカリキュラムがあるからです．これはアメリカの場合，米国卒後医学教育認定評議会（Accreditation Council for Graduate Medical Education：ACGME）という専門機関によって研修内容が担保されているからです．

　また，いつ留学をするべきかという質問をよく受けますが，日本の医学部

での臨床実習はアメリカのそれと比べると濃密さが乏しいため，卒後すぐではなく，日本での臨床研修を終え，ある程度臨床経験を積んだ上で留学することをお勧めします．例えば，総合内科のレジデンシーにマッチしたい場合，日本国内で総合内科の専門研修を受けているか，修了しているぐらいの実力があれば，留学した後の学びも大きいと思われます．

3　費用と資金調達：留学費用の計画と支援制度

1）留学費用の見積もりと節約方法

　単身で留学する場合は，生活費についてそれほど心配する必要がないかもしれませんが，家庭を持ち子連れで臨床留学を考えている場合は，現地の研修医の給料だけで生活が回せるかどうかをしっかりと考慮しなければなりません．また，子供の教育に関しては，現地の学校やプリスクールについても調査が必要です．

　さらに，現地での物価については，実際に現地に住んでいる人から情報収集をすることが重要です．私自身も留学の先輩から貯金をしっかりとして渡米するように忠告を受けましたが，その通りであると実感しました．

　家族と一緒に留学する場合，生活費や子供の教育，住宅など様々な面で計画を立てることが大切です．事前に情報収集を行い，貯金を十分に用意しておくことで，現地での生活にも余裕を持って臨むことができます．

2）奨学金や助成金の活用

　日本国内で臨床留学に関して奨学金を提供している財団〔例：公益財団法人 日米医学医療交流財団（JANAMEF）「海外留学支援プロジェクト」 https://janamef.jp/project/spt_pgm_a/〕もあります．これらの奨学金に積極的に応募し，留学費用の一部を補助してもらうことができる場合があります．

　これらの財団や制度に応募する際は，各団体の応募要件や締切を確認し，適切な書類や推薦状を用意することが重要です．奨学金は留学費用の大きな助けとなるため，自分に合った奨学金を見つけ，応募してみてください．

4 留学前の準備：書類手続きとスキルアップ

1）医師国家試験と ECFMG certificate

　アメリカで臨床留学をする場合，まず USMLE（米国医師免許試験）を受験する必要があります．まずは USMLE の Step 1 と Step 2CK の 2 つの試験を受けます．前者は基礎医学の知識，後者は臨床医学の知識を試す試験です．以前は Step 2CS という実技試験もありましたが，新型コロナパンデミックの影響で中止となり，2020 年以降は再開されない方針です．その代わりに，OET（Occupational English Test）という臨床現場の英会話能力を評価する試験を受ける必要があります．

　OET はリスニング（45 分），リーディング（60 分），ライティング（45 分），スピーキング（20 分）の 4 つのセクションで構成されており，オンラインで受験が可能です．試験の質問は医療従事者向けに設定されています．例えば，ライティング試験では患者の基本情報が提示された上で，専門医に対する紹介状を記入するよう求められます．スピーキング試験では，患者の生活習慣を聞き出し，糖尿病の概要について説明し，生活改善について患者指導を行うまでが求められます．

　USMLE と OET に合格した後，ECFMG（Educational Commission for Foreign Medical Graduates）という機関にあなたの医学部での成績表や卒業証書などを提出します．これらの書類が厳格に審査された上で，最終的に ECFMG 証明書が発行されます．この証明書がなければ渡米用のビザも発行されず，各州の医師免許も得ることができません．

　次いで，ERAS®（Electronic Residency Application Service®）という Web サイト（注3）に必要な書類をアップロードする必要があります．以下に，アップロードが必要な書類を挙げます（**表7**）．

注 3）Electronic Residency Application Service®（ERAS®）は，アメリカの医学校の卒業生がレジデンシーやフェローシッププログラムに応募するために使用される Web サイトです．ERAS は，アメリカ医学大学協会（AAMC）が提供するサービスであり，この Web サイトを通じて，医学生はレジデンシープログラムに関する情報を入手し，プログラムに応募するための文書を提出できます．医学生は，MyERAS ポータルを通じて，個人情報，履歴書，パーソナルステートメント，推薦状，試験成績などの文書を提出することができます．レジデンシープログラムディレクターは，ERAS のプログラムディレクター用 Web サイトを使用して，提出された文書を閲覧し，医学生に面接のオファーを出すことができます．

表7 ERAS にアップロードする書類

推薦状（3通）
Personal statement（志望動機の英語小論文）
Medical Student Performance Evaluation（MSPE） （卒業医学部からの医学生業績評価）
Structured Evaluative Letter（SEL） ※必須ではありませんが，推奨されている場合があります

　最近の変化として，Structured Evaluative Letter（SEL）が導入されているケースがあります．SEL は「クラークシップ」や「サブインターンシップ」と呼ばれるアメリカの医学生の臨床実習での成績を提出するための新しいフォーマットです．評価尺度，評価者による自由記述のコメント，医学生の長所と改善点の要約などが含まれます．SEL は，Medical Student Performance Evaluation（MSPE）を補完し，申請者の臨床能力をより詳細に報告することを目的としています．

　SEL は必須ではありませんが，Alliance for Academic Internal Medicine（AAIM）は内科系レジデンシー・プログラムに推奨しています．このため，SEL がない海外医学部卒業生（IMG）はやや不利になる可能性があります．しかし，オブザーバーシップを通じて似たような情報をまとめてもらうことも一つの選択肢です．

2）言語スキルの向上：英語やその他の言語の習得

　英語のプレゼンテーション能力を向上させる方法についていくつか紹介します（**表8**）．

表8 英語のプレゼンテーション能力を向上させる方法

英語での症例報告やプレゼンテーションの機会を院内でつくる
英語での研究論文を読む (特に NEJM 誌の Case records from MGH シリーズは秀逸)
英語の医学論文を毎日読むことで，ボキャブラリーを増やす
海外留学経験者のいる施設で研修して英語プレゼンテーション指導を受ける
症例検討カンファレンスの録画(例：CP solvers)やポッドキャスト(例：Curbsiders，IM reasoning)などを利用してリスニング力を向上させる.
英会話スクールや研修プログラムに参加する
海外医療従事者との 1 対 1 での Web meeting で練習する(例：EnglishWise, AmazingTalker，Preply)
医療英語に特化した英会話スクールや研修プログラムに参加(例：めどはぶ https://www.oneup.jp/medhub/)
海外でのボランティア活動や短期留学に参加する

　これらの方法を組み合わせて継続的に練習することで，医師として必要な英語プレゼンテーション能力を鍛えることができます．積極的にチャレンジし，自分に合った学習方法を見つけることが大切です.

■ さいごに

　ここでは，臨床留学の意義と準備に関する具体的なリソースの紹介を行いました．臨床留学においては,「人事を尽くして天命を待つ」という言葉通り，マッチングで採用されるかどうかは完全に実力だけではなく，コネクションや運といった不確定要素も関わってきます．努力が必ず報われる保証はありませんが，留学を果たした人たちを見ると，皆相当の努力をしていることが分かります.

　だからこそ，諦めずに自分の夢を追い求めてほしいと思います．私が尊敬する黒川清先生の言葉を借りて，皆さんに「出過ぎた杭になれ」という力強いメッセージを送りたいと思います．研修医の皆さんが，自分の道を切り開く力を持ち，臨床留学を成功させることを願っています.

(野木 真将)

5-4　スーパー臨床医になりたい！

> ポイント
> ・自分の理想の臨床医になるためには，まずはモチベーションが重要である．強烈なモチベーションを得る機会を掴まえよう．
> ・臨床研修中に身についた習慣が将来の自分をつくる．よく学び，よく休む習慣をつくろう．学び方も，休み方も最適化し続けよう．
> ・「できる研修医」ではなく，「自分の理想の臨床医」になるために努力しよう．全力を出し続けることが，成長への一番の近道である．

1　理想を思い描け！ 否，理想はアップデートし続けろ！

　「スーパー臨床医」とは「自分の理想の臨床医」とさせてください．誰しもなりたい自分があるはずです．なりたい自分になるために一番大切なのは，できるだけ具体的に理想を思い描き続けることです．理想を描き，成長し続ければ，必ず世界が広がります．世界が広がれば，新しい理想の自分が見えてくるはずです．どんどん成長し，どんどん理想の自分をアップデートしてください．最終節では，理想の自分に近づくために役立つであろうメッセージをお送りします．

2　モチベーションで自分の可能性を掘り起こせ！

　理想に近づくための一番の原動力はモチベーションです．ちょっとのことではへこたれない頑強なモチベーションを育むためには，自分の興味・関心を強く刺激する体験が必要です．ぜひたくさんの場に出て，たくさんの方と交流してください．学会だったり，講習会だったり，医療施設の見学であったり，あなたに強い衝撃を与える出会いを求めてください．「自分がしたいのはこれだ！」「こんな超人が世の中にはいるのか！」といった体験をできるだけ早いタイミングで数多くしてください．人は人と関わることで何かを生み出します．逆に，人は一人では素晴らしい何かを生み出せません．あな

たが興味を持つ分野はきっと果てしなく深く，面白く，偉大なる先輩がたくさんいるはずです．遠慮しないでどんどん踏み入り，話し，交わり，自分の中の可能性を見つけ出してください．自分の将来をなんとなく描き，なんとなくそれに向かうのではなく，強烈に描き，猛烈にそこに進むためのエネルギーを掘り起こしてください．

3 習慣が人をつくる！「1 万時間の法則」は正しいのかもしれない！

理想を見つけ，そこに進むモチベーションを得ても，実際に進まなければ目標には近づきません．目標に向かう日常をどう過ごすかが重要です．勉強してください．知識にせよ，技能にせよ，態度にせよ，理想に近づくためには勉強するしかないです．いかに日々勉強の課題を見つけ，それを解決し，自分の力とするか．課題を見つける感度を高く保つためにも，それを解決し，吸収するためにもエネルギーが要ります．また日々，勉強し続けるためにはしっかり休むことも必要です．休む時はしっかり休んで，勉強すべき時に勉強してください．しっかり学びながら仕事をし，休む時に休む 1 日のサイクルを繰り返す中で，習慣ができ，将来のあなたができあがっていきます．

「1 万時間の法則」という，ある分野のエキスパートになるためには 1 万時間の努力が必要という考え方があります．1 万時間の就労は 8 時間の勤務を年 260 日行うとすると約 5 年間です．専門医取得とだいたい同じ期間です．おおよそ正しい話なのだろうと思います．その上で，理想の自分に近づく生活の習慣化にはオンの過ごし方もオフの過ごし方もともに重要と考えると，24 時間が 1 単位となります．すると，1 万時間はわずか 1 年と 2 ヶ月で過ぎることになります．臨床研修の期間よりだいぶ短いです．臨床研修の過ごし方で理想の自分になれるかが決まるというわけではありませんが，臨床研修の過ごし方でついた習慣は間違いなくあなたの将来に強く影響するでしょう．強く影響することが分かっているなら，理想の自分に近づけるような習慣をつくってください．

4　勉強の方法も休み方も常に最適化せよ！

　勉強をするにせよ，休むにせよ，常に最適な方法・環境を模索してください．自分がどうすれば勉強へのモチベーションが得られるのかを把握し，その機会が増える環境に自分を置いてください．誰々に会えば，どこどこに行けば力が湧くなら，ぜひそうしてください．勉強をする時も，例えば買った本を読めなかったという経験は誰しもあると思います．読めなかった時にはなぜ読めなかったのか，どうすれば読めたのかを考察してください．そうすれば，本を買ったら手を伸ばせば届くところに必ず置く，初日のうちになんとしても目次と第1章にだけは目を通す，電子書籍のアプリは一番アクセスがいいところに置き，気が散る原因になるアプリはアクセスの悪いところに置くなど，次へ活きる方略が見出せるはずです．勉強はアウトプットも大事な方法です．自分なりのアウトプット法を見つけてください．ノートにまとめる，SNSでつぶやく，勉強会を開くなど，皆さん一人一人にあった方法があるはずです．このように勉強に関する各段階に置いて，最適化をいつも図ってください．休むことについても同様です．休む時にしっかり休めるように，十分準備してください．

5　スーパー研修医を目指してどうする！
　目指すのは自分の理想の医師！

　ここで一つ注意です．「できレジ」「スーパーレジデント」という言葉があります．もちろんできる方ができないよりいいのでしょうが，そんな呼称が通じるのは研修医のうちだけです．一時的な名誉のために努力することをお勧めしません．そういった呼称は自称するより，周りから言われるものだと思います．自分の価値の判断を他者に委ねないでください．必ずしも研修医として優秀である必要はないです．皆さんには優秀な研修医ではなく，自分が目指すスーパー臨床医に向けて，着実に進み続けていただきたいです．

6 さいごに

医師は患者から学び，周囲から学び，自分を省察し成長していきます．皆さんにはどんどん成長してほしいと思いますが，効率良く成長しようとしすぎないでください．効率を求める態度は過ぎれば臨床の不純物となります．効率を求めるより，常に目の前の患者に全力であたり続ける覚悟を持ってください．常に全力を尽くすのが患者の命を預かる医師の責務です．そして，自らの全力を出す時には，自分の知識も，技能も，態度もすべてがさらけ出されます．そこでは嘘はつけません．己をさらけ出した時の患者や周囲からのリフレクションの中からこそ，次への一歩が見出せます．理想の自分に近づくために足りないものが見えてきます．その時，見えるものが理想への最短ルート，スーパー臨床医への真の意味での「効率的な」道です．

(橋本 恵太郎)

コラム 5 チーフレジデントって何ですか？

どちらかといえばまだ少数派ではありますが，研修病院によっては**チーフレジデント**がいます．チーフレジデントとは一言でいえば**研修医のリーダー**であり，多くの場合は上級学年の専攻医が担っています．主な業務は，**教育，管理，カウンセリング・メンタリング**です．教育カンファレンスや回診の運営，勤務管理，体調不良者の支援などを現場で行っています．チーフレジデントは研修医を様々な観点から助けてくれる存在です．

私とこの本の共著者は**日本チーフレジデント協会（JACRA）**とい
う団体を運営しています．日本にいるチーフレジデントたちを教育し，
支援する団体です．私たちは日本でチーフレジデント制度が発展する
ことが研修環境を改善する一つの方策になると考えています．やはり，
良い研修環境がどのようなものであるかは研修医に近い立場でないと
分かりません．私の所属する水戸協同病院でもチーフレジデントの意
見を研修環境の改善のために大いに参考にしています．

　もしあなたの病院にチーフレジデントがいるようであれば，ぜひ頼
りにしてください．チーフレジデントはきっと親身になって相談に
乗ってくれるでしょう．研修や勉強のことはもちろん，精神的な不安
や勤務のあり方への不満など研修医の様々な問題に対応してくれるは
ずです．また，チーフレジデントは研修医の声を集め，指導医やプロ
グラムと交渉してくれることもあります．チーフレジデントに意見を
伝えたり，相談をしたりすることはプログラムの改善にもつながる行
いとも言えます．

　さらに皆さんにはぜひチーフレジデントになってほしいと思いま
す．「リーダーなんて向いていない」と言われるかもしれませんが，医
師は様々な場面でリーダーであることを求められる存在です．医師は
チーム医療におけるリーダーであり，また診療科や施設レベルでは学
年が上がっていけば自然とリーダーとして扱われていきます．チーフ
レジデントとして早くからリーダーを経験しておくことはキャリアに
とっても必ず有益だと思います．今後おそらく臨床研修にも集約化の
波が進んでくると思います．研修医の多いプログラムではリーダー的
な立場の人が増えてくると思います．皆さんが少しでもチーフレジデ
ントという存在に関心を持っていただければとても嬉しく思います．

（長崎 一哉）

編 集 者 プ ロ フ ィ ー ル

長崎 一哉 [ながさき かずや]

筑波大学水戸地域医療教育センター／
水戸協同病院総合診療科

【略歴】

2013年、名古屋市立大学医学部医学科卒業。2015年、
名古屋記念病院　臨床研修修了。2018年、水戸協同病
院総合診療科後期研修修了。水戸協同病院チーフレジデ
ント（2018年度、2019年度）。2018年、Harvard
Introduction to Clinical Research Training (ICRT)-
JAPAN program 修了。2022年、筑波大学大学院医
学学位プログラム早期修了（医学博士）。2023年、筑波
大学水戸地域医療教育センター講師。日本チーフレジデン
ト協会初代代表。

橋本 恵太郎 [はしもと けいたろう]

水戸協同病院総合診療科

【略歴】

2015年、筑波大学医学群医学類卒業。2017年、水戸
協同病院　臨床研修修了。2021年、筑波大学附属病院
総合診療科後期研修修了。水戸協同病院チーフレジデント
（2019年度）。筑波メディカルセンター病院総合診療科
チーフレジデント（2020年度、2021年度）。現在に至る。

不安や緊張が期待に変わる！
研修医1年目の教科書

2024 年 1 月 1 日　　第 1 版 第 1 刷 ©

編集者	長崎一哉　NAGASAKI, Kazuya
	橋本恵太郎　HASHIMOTO, Keitaro
発行者	宇山閑文
発行所	株式会社金芳堂
	〒606-8425 京都市左京区鹿ケ谷西寺ノ前町 34 番地
	振替　01030-1-15605
	電話　075-751-1111（代）
	https://www.kinpodo-pub.co.jp/
デザイン	梅山よし
イラスト	ワタナベ・イラストレーションズ
組版・装丁	瀧澤デザイン室
印刷・製本	モリモト印刷株式会社

落丁・乱丁本は直接小社へお送りください．お取替え致します．

Printed in Japan
ISBN978-4-7653-1975-1